Imprimerie de P. É. BRÉDIF, A L'AIGLE (Orne).

TRAITÉ PRATIQUE
DU CROUP,

ET

EXAMEN CRITIQUE

DE QUELQUES OPINIONS SUR CETTE MALADIE;

PAR F. P. ÉMANGARD,

DOCTEUR EN MÉDECINE DE LA FACULTÉ DE PARIS.

Le meilleur moyen d'aller en avant, c'est de regarder la route qu'on vient de faire.

DE BARANTE, *de la Littérature française au* 18e *siècle*, page 140, 3e édit.

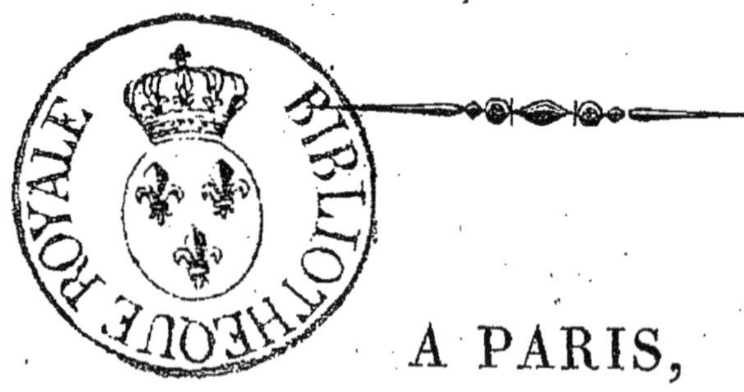

A PARIS,
CHEZ Mlle DELAUNAY, LIBRAIRE,
PLACE ET VIS-A-VIS DE L'ÉCOLE DE MÉDECINE;
ET A BRUXELLES,
AU DÉPÔT GÉNÉRAL DE LA LIBRAIRIE MÉDICALE FRANÇAISE.

1827.

DEDICACE.

AUX BONNES MÈRES.

C'est à vous qui formez la plus belle et la plus intéressante partie du genre humain que je dédie cet ouvrage. Je dois l'adresser à ce sexe auquel « l'excès du sentiment ap« partient essentiellement et dont le degré « de sensibilité ne peut être comparé qu'à « celui de ses souffrances et de sa résigna« tion » (1), à ce sexe dont la finesse de tact, la sagacité délicate, appliquées aux enfans qui lui devront le jour, ne laisseront passer inaperçus aucuns des signes qui caractérisent une maladie presque toujours mortelle quand elle est méconnue. Votre tendre sollicitude, si bien peinte par le chantre du *Mérite des femmes*, recevra sa plus chère récompense,

---

(1) *Les Femmes*, par le vicomte de Ségur.

le salut de l'espoir des familles. Pour moi, je serai assez heureux si je parviens à épargner quelques-unes de vos larmes.

ÉMANGARD.

PRÉFACE.

Placé très-favorablement pour observer le croup, maladie si facile à guérir quand elle n'est pas méconnue et qu'on l'attaque dès son invasion, si meurtrière dans des circonstances opposées, j'ai cru devoir faire part au public des résultats de mon expérience particulière.

Convaincu que les divisions de cette maladie en espèces sont purement scolastiques et peuvent être nuisibles dans le choix à faire d'un traitement, que la distinction des tempéramens, en rendant celui-ci moins franc, vacillant même, peut avoir le même inconvénient, j'ai examiné les raisons qu'apportent les auteurs de ces opinions, et je crois avoir prouvé que le croup est *un*, toujours inflammatoire; que les divisions adoptées n'ont aucune base solide et ne sont que des nuances de la phlegmasie. J'ai combattu aussi l'idée généralement admise que, sans supposer le spasme des muscles du larynx, on ne peut expliquer la dyspnée. De la comparaison que j'établis entre le croup et l'asthme convulsif des enfans ou asthme de Millar, je pense qu'il résulte cette conséquence, que *ces deux affections sont totalement distinctes et exigent des soins différens*. C'est à l'aide d'observations qui me sont propres, que je suis arrivé à reconnaître ce principe déjà posé par quelques praticiens.

Je n'ai point cherché à grossir mon livre par une érudition au moins inutile dans un ouvrage pratique : d'ailleurs, éloigné des bibliothèques publiques, je n'aurais pu aller puiser à ces sources, à cause des devoirs que m'impose mon état. Si j'ai fait des citations, c'est que j'avais quelque vérité à prouver ou quelque erreur à combattre.

J'aurais voulu donner un moins grand nombre d'observations; mais celles que je rapporte sont nécessaires pour étayer mes assertions.

J'ai suivi, dans la rédaction de mon travail, à peu près l'ordre adopté par les écrivains modernes qui ont traité le même sujet. Après quelques considérations générales sur le croup et l'examen critique de quelques opinions, je donne une soixantaine d'exemples de cette maladie observée dans ses nuances et à ses époques différentes. J'aborde ensuite l'histoire du croup, sa définition, sa synonymie. Dans un *second* chapitre je traite de son invasion, et des phénomènes de celle-ci; dans le *troisième*, de sa marche et de ses progrès; dans le *quatrième*, je parle de sa durée, de ses terminaisons et de ses récidives possibles. Un *cinquième* chapitre est destiné à établir ses caractères propres et différentiels; dans le *sixième*, j'examine à quelles époques de la vie on est sujet à cette maladie et s'il est des âges qui en soient exempts. Le *septième* chapitre traite des altérations que le croup laisse après la mort. Enfin, dans le *huitième*, je parle du traitement. Je termine cet ouvrage par quelques propositions qui serviront de résumé et seront autant de principes invariables consacrés par l'expérience sur la nature et le traitement du croup.

Il est une opinion généralement reçue, c'est qu'il n'est possible d'écrire utilement sur les maladies qu'aux personnes placées à la tête de vastes hôpitaux, ou exerçant dans les villes de premier ordre; mais le croup doit être une exception à cette règle. Il est si fréquent dans la ville que j'habite, que je suis surpris que les médecins qui m'y ont précédé ne se soient pas emparés de ce sujet et ne l'ayent pas éclairé de leurs observations. Ce qu'il y a de bien plus surprenant encore, c'est que cette affection, si promptement meurtrière, n'avait pas reçu de nom ici. On attribuait à la présence des vers ses symptômes effrayans : les malades qui en étaient atteints devenaient autant de victimes. Quand je commençai à pratiquer la médecine, il y a vingt-deux ans, je fus frappé de sa fréquence à L'Aigle. J'avais eu l'occasion de la voir deux ou trois fois à Paris, et je ne possédais, sur sa nature et son traitement, que l'opuscule de *Désessarts*. C'était donc à peu près empiriquement que j'employais le vomissement, etc. La difficulté qu'on éprouvait à obtenir des ouvertures de cadavres s'était opposée à ce que je poussasse mes recherches bien loin, et, pendant la durée du concours, j'étais aux armées. De retour dans mon pays, je m'occupai plus spécialement du croup. Ayant sous les yeux les ouvrages de quelques-uns des concurrens et ceux de divers auteurs qui ont traité cette matière, il me fut plus aisé de donner à mes observations une direction utile. Les histoires que je rapporte me sont propres ; je n'ai point cherché à les plier aux caprices d'une théorie. Je raconterai avec bonne foi, mes discussions seront franches; en un mot, c'est en praticien convaincu que j'écrirai.

Entrant pour la première fois dans la carrière si difficile d'écrivain, je n'ai pas la prétention de la parcourir avec éclat; mais j'ai pensé que des faits énoncés avec simplicité satisferaient mes lecteurs et mériteraient leur indulgence. Au reste, quelque soit l'accueil que reçoive mon travail, j'aurai fait mon possible pour être utile à mes semblables; ce motif est assez noble pour me tenir lieu d'un succès favorable.

ERRATA.

Page 116, ligne 9, au lieu de 33e, lisez 34e obs.
Idem. ligne 13, lisez 21e obs.
Page 117, ligne 17, lisez 20e obs.
Page 120, ligne 3, lisez 38e obs.

TRAITÉ PRATIQUE
DU CROUP.

CONSIDÉRATIONS GÉNÉRALES.

PEUT-ÊTRE dira-t-on que j'arrive un peu tard, pour m'occuper d'un sujet qu'on pourrait considérer comme rebattu, si l'on a égard aux nombreux auteurs qui l'ont traité. L'opinion en effet doit être fixée sur la nature du croup, et sur les moyens à opposer à cette terrible maladie. Cependant, parmi les ouvrages qui ont paru, il en est qui, produits trop tôt, mais étayés de noms recommandables, sont loin d'avoir atteint le but qu'indiquait le programme du prix proposé, en 1807, par le chef du gouvernement. Quelques-uns l'ayant approché de plus près, n'ont pourtant pas rempli la condition exigée : d'autres se sont livrés à de pénibles et savantes recherches sur l'origine et l'histoire de cette affection, ont rassemblé les diverses opinions des auteurs; mais cette érudition n'a pas toujours été suffisante pour diriger le médecin au lit du malade. Quelques-uns, sans égard à la nature de la maladie, ont proposé des moyens qui, employés empiriquement, ont eu des succès différens; d'autres, en déterminant le véritable caractère de l'affection, en ont donné des descriptions incomplètes, établi d'une manière arbitraire les différentes périodes, et n'ont pas toujours assez tenu compte de celles-ci pour établir un diagnostic sûr et en déduire le traitement convenable : plusieurs enfin me paraissent avoir embrouillé la matière, en faisant du croup et de l'asthme convulsif des enfans (asthme de Millar) une même maladie.

Le docteur Double, dans son discours préliminaire, établit un principe admis par tous les vrais médecins, c'est « qu'il est important « de remonter à la cause des maladies, soit « en pathologie, soit en thérapeutique » ; mais il ne fait pas de ce principe une application heureuse quand il veut déterminer la nature et le traitement du croup : sa division de celui-ci en *inflammatoire, catarrhal et nerveux*, division qui ne peut résulter que de la considération de causes secondaires et individuelles, est loin de conduire à une thérapeutique rationelle. Car, comme je le prouverai, le croup est une maladie toujours inflammatoire, dont les nuances sont subordonnées à l'intensité plus ou moins considérable de la phlegmasie de la membrane muqueuse des voies aériennes.

Si on a égard à l'étroitesse du larynx chez l'enfant, a-t-on besoin, pour expliquer l'anxiété et les angoisses qu'il éprouve pendant un accès de croup très-aigu, d'admettre que cette phlegmasie est compliquée du spasme des muscles du larynx. L'activité des muscles qui peuvent faciliter l'entrée de l'air dans les poumons n'est-elle pas naturelle, n'est-elle pas le résultat des efforts instinctifs que fait, pour sa conservation, tout animal en danger de périr? En effet, la convulsion ou le spasme ne sont soumis ni à la volonté, ni à l'instinct de conservation, et si l'on fait attention que, dans la période la plus avancée du croup, l'enfant obéit à cette dernière influence, puisque son cou jeté en arrière est un moyen que la nature trouve pour élargir la glotte, que le mouvement de la main portée vers l'obstacle à l'entrée de l'air, tient à la même cause, je ne sais plus dans quel signe on trouvera la preuve de la convulsion des muscles du larynx. Dira-t-on aussi que la dyspnée causée par un anévrisme du cœur ou des gros vaisseaux, par un emphysème des poumons, par une affection aiguë de ces organes devenue mortelle, etc., est due au spasme, parce que l'anxiété est extrême et les attitudes que prend le malade pour respirer variables et insolites ? Ce serait étrangement abuser des mots et donner une idée fausse de ces maladies.

J'ai vu le croup sous presque toutes ses formes, et je puis affirmer qu'au nombre de ceux dont l'invasion a été pour ainsi dire bénigne (si on peut appliquer cette expression à l'affection la plus insidieuse dans sa marche), toujours la toux croupale était le premier signe, quelquefois le seul, et je n'apercevais rien qui m'indiquât la complication spasmodique. L'anxiété, qu'on a prise pour le spasme, et qui n'est, comme je le disais plus haut, qu'un effort conservateur de la nature, ne se manifeste au début que dans les *croups* dont l'invasion subite et très-intense expose les malades au plus grand danger, ou n'est observée, dans le croup moins aigu et dont la marche plus lente a permis aux auteurs de distinguer des périodes, qu'à la deuxième ou dernière.

Cette analyse des symptômes est d'autant plus importante, que, bien convaincu que la maladie est essentiellement inflammatoire, le médecin sera conduit à employer, de suite ou le plus tôt possible, les saignées générale ou locale, mais surtout celle-ci qu'on pourrait regarder comme le véritable spécifique du croup, si elle était toujours appliquée dans le temps opportun.

Le docteur Valentin, après avoir donné du croup une définition très-bonne, en disant que cette maladie est de l'ordre des phlegmasies, dont les degrés varient, etc., adopte pourtant la division du docteur Double; mais il est facile de voir que ce qu'il appelle *croup nerveux* n'est autre chose que l'asthme convulsif des enfans, puisqu'il ajoute que dans cette espèce très-aiguë, des sujets ont péri en vingt-quatre heures, avec tous les symptômes du spasme et les angoisses les plus extraordinaires, *sans qu'on trouve de traces d'inflammation.* Je ne suis pas de l'avis du docteur Valentin, et je pense qu'on peut toujours établir rigoureusement une ligne de démarcation entre le *croup* proprement dit et le croup qu'il appelle *nerveux*; et cette ligne est d'autant plus importante à tracer, que le traitement doit différer dans les deux cas.

Les médecins anglais, que cite M. Valentin, ont, suivant moi, également erré dans leurs divisions en croup inflammatoire et en spasmodique qu'ils nomment faux; et John Cheyne, en faisant une seule espèce de ces deux maladies, se trompe également, quoiqu'il se fonde sur ce que le spasmodique provient des mêmes causes, règne dans la même saison, attaque les mêmes individus, survient à la même heure dans la nuit, et se change quelquefois, dit-il, en croup inflammatoire. Je rapporte l'observation d'un enfant qui, le 15 février 1824, éprouva un accès violent d'asthme de Millar, et qui, le 26 du même mois, fut atteint du croup. La première maladie fut combattue, avec le succès le plus heureux, par le laud. liq. de Sydenh. à forte dose, la seconde par les sangsues à la région du larynx et le vomissement. Les symptômes, qui dessinaient ces deux affections, étaient si essentiellement différens, que je me serais bien gardé de m'étayer du premier résultat pour agir dans le second cas.

La plupart des divisions qu'établissent péniblement beaucoup d'écrivains, quand elles ne sont que scolastiques, sont négligées par le praticien dont le coup d'œil habitué sait saisir la nuance qui s'offre à son observation ; mais vouloir trop généraliser est un bien plus grand inconvénient. M. Valentin tombe dans cette erreur; car, si, comme il le dit lui-même, l'état de la respiration doit guider dans le choix des moyens, ceux-ci étant si différens dans les exemples que je rapporterai, il a bien fallu que la respiration spasmodique ne me parût pas être la respiration croupale. Certes, dans un accès violent de croup, ou vers sa fin, quand il doit devenir funeste, la menace de suffocation développe une activité extraordinaire de tous les muscles, activité qu'on a pu considérer comme du spasme; mais les signes pathognomoniques du croup n'ont pas disparu, et subsistent jusqu'à la mort. Dans l'asthme convulsif, le spasme est observé au début, dure jusqu'à la fin, la respiration a un caractère particulier, et aucun des signes qui font reconnaître le croup n'est concomitant.

Le docteur Vieusseux, dans son Mémoire sur le croup, commet la même erreur, quand il considère l'asthme aigu décrit par Millar, comme une variété spasmodique du croup ne pouvant pas même constituer une espèce.

Je conviens avec le docteur Desruelles, dont le Traité du croup a eu plusieurs éditions, que depuis l'application de la physiologie à la médecine, cette science est devenue plus positive, et j'offre à M. Broussais ma part du tribut d'hommages que lui doit l'humanité pour cette amélioration apportée à la pathologie; mais M. Desruelles a-t-il toujours suivi les principes de la doctrine physiologique dans son livre sur le croup? a-t-il dessiné le caractère de celui-ci de manière à ce que la méditation de son travail suffise pour faire reconnaître cette terrible maladie? n'a-t-il pas commis, comme les auteurs déjà cités, une erreur grave de pratique en émettant cette proposition, qu'il n'existe aucune différence essentielle entre le croup et l'asthme convulsif des enfans?

Dans ses réflexions sur l'organisation des enfans, l'auteur blâme avec raison cette manière exclusive de quelques médecins, de ne voir que des êtres faibles, lymphatiques et essentiellement muqueux; pour lui, il les range en deux classes, « les uns très-disposés à la sécrétion muqueuse, les autres

« n'y étant pas disposés ». *C'est à six mois seulement que*, suivant le docteur Desruelles, *le tempérament ou l'idiosyncrasie peut être déterminé.*

Mais si à cette époque, plus tôt ou plus tard, un enfant a des vomissemens glaireux, le ventre très-libre, ne pourrait-on pas, d'après les lois de la physiologie, considérer cet état comme le résultat d'une irritation des voix digestives, et, au lieu d'insister sur les évacuans, examiner si l'abus dans le régime n'est pas la cause de cette prétendue idiosyncrasie. J'ai observé très-souvent que ces enfans, indépendamment de la lactation qui eût suffi à leur développement, avaient été nourris de bouillie, ou, si la mère ne les allaitait pas, on remplaçait ce moyen par un lait de vache trop substantiel, qui était digéré péniblement ou rejeté par le vomissement. Quand tout ou partie de ces alimens passait dans les intestins, leur élaboration imparfaite déterminait des coliques, des diarrhées d'un *blanc jaunâtre et grumeleuses* passant à la couleur verte, quand on n'y remédiait pas dès le principe. Je ne vois dans cet état qu'une succession d'indigestions, portant à la longue, sur la membrane muqueuse du tube digestif et sur l'organe sécréteur de la bile, une irritation qui, entretenue par la mauvaise alimentation et aggravée par l'emploi des purgatifs, donne lieu à cette abondante sécrétion muqueuse et souvent au développement du *carreau*. Dans ces cas, j'ai obtenu beaucoup de succès heureux, en réglant le régime des enfans, réduisant les uns au lait de la mère ou de la nourrice, et ayant égard à l'état de santé de celles-ci; ne permettant aux autres que le lait coupé avec partie égale d'eau sucrée, et supprimant à tous l'usage d'alimens tels que soupes, bouillies, etc. J'arrivais à une alimentation plus substantielle, en tâtonnant pour ainsi dire le degré d'irritation de l'estomac, et je pourrais faire voir beaucoup de ces intéressantes créatures, qui, de pâles et *muqueuses* qu'elles étaient, sont passées à la seconde idiosyncrasie de M. Desruelles. C'est ici que s'applique merveilleusement cette proposition du docteur Broussais: « La débilité est le plus « souvent le produit de l'irritation ».

Sans doute tous les enfans ne naissent pas avec la même dose de vigueur et de santé, une foule de circonstances modifie leur existence depuis la conception; mais je pense que les deux classes de tempéramens ne sont pas dans la nature, à moins qu'on n'établisse plus de différence entre la santé et la maladie.

A la seconde période de l'âge, époque de l'éruption des vingt premières dents, selon l'auteur, il divise les enfans de cette classe comme ceux de la première, et ici, comme à la première période, il signale des maladies ou un état d'irritation des muqueuses en général, comme caractère de ce tempérament; cependant il a soin d'ajouter que *la répétition de l'irritation gingivale sur les divers points de l'organisme et particulièrement sur les membranes muqueuses gastro-pulmonaires, cause ces désordres.* A la première période, « ces enfans sont peu tourmentés par la « pousse des dents, *ils sont peu disposés « aux irritations : il faut dégorger les mem- « branes muqueuses des fluides qui les sur- « chargent et avoir soin d'entretenir la li- « berté du ventre;* » quoiqu'un peu plus haut le docteur Desruelles dise que ces enfans *ont le ventre très-libre*. A la seconde période « *la « méthode tonique et stimulante est aussi « funeste dans ses effets qu'erronée dans ses « principes* ». Avec quoi l'auteur *dégorge-t-il les membranes muqueuses des fluides qui les surchargent?* c'est ce qu'il a négligé de nous apprendre.

Les enfans *muqueux* sont sujets, d'après ce que dit l'auteur lui-même, à des phlegmasies de la muqueuse gastro-pulmonaire, les non *muqueux* aux irritations des membranes pituiteuses, avec fièvre très-violente et assoupissement profond. Ainsi les deux *idiosyncrasies* ne diffèrent, dans les maladies qui leur sont particulières, que du plus au moins.

A sa troisième époque, lorsque la dentition est complète, l'auteur trouve un tempérament de plus : ainsi nous avons, 1° des nerveux, 2° des sanguins, 3° des lymphatiques.

A la quatrième période, « *une grande* « *partie des nerveux deviennent sanguins,* « et ceux-ci, *si on les contraint au travail* « *de l'esprit ou du corps, deviennent lym-* « *phatiques* ».

Quel est le praticien attentif qui ait observé ces tempéramens si bien tranchés, et qui ait eu besoin, au moment d'agir, d'avoir égard à toutes ces généralités? Je pense que ces réflexions sur l'organisation des enfans ne peuvent être d'un grand secours au médecin accoutumé à prendre un parti au lit du malade. Elles doivent rendre incertaine la marche du jeune docteur qui, avant de prendre une détermination, irait gravement analyser les nuances de tempérament et d'idiosyncrasie. C'est du croup qu'on peut dire, *periculum in morâ*. D'ailleurs, l'affection étant décidément inflammatoire, quelques sangsues de plus ne rendraient le succès que plus certain, comme nous le verrons en parlant du traitement.

En dernier résultat, l'organisation des enfans est caractérisée, selon M. Desruelles, ainsi qu'il suit : « Irritabilité progressive, « extrême mobilité, prédominance de la sé« crétion muqueuse, fréquence des maladies « aiguës inflammatoires, organes plus sou« vent modifiés; activité considérable des or« ganes digestifs, de tout le système nerveux « de la vie de relation, activité que nécessite « l'accroissement progressif; des mouvemens « dirigés particulièrement vers la tête et le « bas-ventre; la fréquence des maladies de « ces deux cavités ».

Cette règle me paraît encore trop générale; car on connaît la fréquence des diverses espèces de toux, *croup*, *coqueluche*, *asthme convulsif*, *catarrhe aigu et chronique*, *etc.*, des phlegmasies de la peau, *rougeole*, *scarlatine*, *variole*, *etc.*, qui, à la vérité, sont toujours liées à une gastro-entérite. Il serait plus exact de dire que cette activité des organes de la digestion et du système nerveux de la vie de relation, donne aux maladies plus d'acuité, une marche plus rapide et plus dangereuse, et impose au médecin l'obligation de ne pas perdre un temps précieux.

Cependant le docteur Desruelles n'est pas entré d'une manière accessoire dans ces considérations générales sur les tempéramens des enfans; il a eu l'intention d'étayer sur cette base ce qu'il avait à dire sur le croup.

Je ne pousserai pas plus loin cet examen; j'observerai seulement que le croup, qui doit être le sujet de son livre, est une exception très-remarquable à cette règle qu'il pose, que « les affections des enfans n'exigent pas la « thérapeutique compliquée qu'on met en « usage dans le traitement des maladies des « adultes ». Est-il une affection, quand elle a dejà acquis une certaine intensité, dont le traitement doive être plus actif? Saignées, vomitifs, révulsifs de toute espèce, etc. : ici les boissons simples et l'expectation seraient toujours funestes.

Le docteur Blaud, en convenant de la possibilité du spasme des muscles du larynx, n'en fait pourtant pas une espèce; il ne le considère que comme un épiphénomène sympathique. Nous verrons, en traitant des signes du croup, s'il est nécessaire d'admettre ce spasme pour expliquer la dyspnée et l'intermittence, comme le fait cet auteur.

Le docteur Guibert, auteur d'un ouvrage sur le croup, n'en admet qu'une espèce et est loin de croire que l'asthme de Millar n'en soit qu'une variété. L'exposition qu'il fait des signes de celui-ci prouve qu'il le considère comme une affection tout à fait distincte. Cependant ce médecin, en parlant de la dyspnée et de ses causes, et après avoir désigné comme telles le gonflement inflammatoire, les mucosités, la membrane croupale, ajoute: « Et peut-être aussi, comme le pense mon« sieur Royer-Colard, la contraction spas« modique des muscles du larynx ».

Nous reviendrons sur les diverses opinions des auteurs, et nous apprécierons l'utilité des divisions de quelques-uns et de l'identité, admise par plusieurs, du croup et de l'asthme convulsif des enfans.

OBSERVATIONS.

AVANT de donner la définition du croup, d'en faire une description et de suivre une marche à peu près analogue à celle adoptée par les différens auteurs, il me semble naturel de rapporter un certain nombre d'observations qui viendront servir de preuve aux assertions que j'avancerai, en y renvoyant le lecteur.

Sans égard à la distinction de croup en faible ou fort, je prendrai, dans les dernières années de ma pratique, les observations que j'ai recueillies et suivant l'ordre des dates où je les fis.

Ire OBSERVATION.

Ferdinand Hayot, âgé d'un an, est atteint, le 17 janvier 1823, d'une toux rauque et profonde, respiration difficile et sibilante, semblable au bruit que fait une oie quand elle est en colère, et qu'ouvrant le bec elle se met en défense, raison pour laquelle on pourrait appeler *respiration anserine* la respiration croupale, pour la distinguer des autres dyspnées.

Application de quatre sangsues à la région du larynx, plusieurs vomissemens produits avec le sirop d'ipécacuanha donné par cuillerées tous les quarts d'heure.

La disparition des symptômes a lieu très-promptement; le mieux se soutient le reste de la journée et une partie de la nuit.

Le matin 18, retour des mêmes accidens que la veille, récidive des mêmes moyens, même succès.

Le même enfant fut atteint du croup le 4 décembre 1824; la toux était peu fréquente mais croupale, respiration bruyante.

Disparition de tous les accidens après l'administration du sirop d'ipécacuanha, quoiqu'il n'y ait pas de vomissement, et seulement des nausées; mais retour de l'accès, le 5 à deux heures du matin, avec plus d'intensité. La mère applique trois sangsues qui donnent beaucoup. Il survient du mieux; cependant à six heures la respiration est encore difficile et la toux continue d'être croupale. J'ordonne le sirop d'ipécacuanha jusqu'à production du vomissement, et conseille de laisser couler le sang des piqûres qui donnent encore.

Plusieurs vomissemens de mucosités ont lieu, parmi lesquelles on ne remarque aucune partie membraneuse; la toux cesse d'être croupale, l'enfant respire aisément.

Le 6, la toux est catarrhale, la convalescence se fait attendre peu de temps.

2e OBSERVATION.

Thalie Duboisrenoult, âgée de trois ans, est prise, le 17 janvier 1824, d'une toux rauque et profondément sonore, d'une respiration sibilante que sa mère reconnaît pour être celles du croup. Cet enfant ayant eu, un an auparavant, la même maladie, j'avais fait appliquer des sangsues à la région du larynx et provoqué deux ou trois vomissemens, moyens suivis d'un succès complet.

Madame Duboisrenoult me fait demander; j'étais absent; et, comme elle m'avait entendu dire que la réussite dans le traitement de cette maladie dépendait surtout de la prompte action, dès le début, elle n'hésita pas à appliquer quelques sangsues qui donnèrent beaucoup de sang : j'arrivai au moment où il coulait encore. Cette dame avait également administré le sirop d'ipécacuanha; elle n'avait pas obtenu de vomissement, mais seulement des nausées. Je n'insistai pas sur ce moyen de révulsion, quoique la toux fût encore un peu croupale, parce que j'espérais que les accidens ayant beaucoup diminué sous l'influence de la saignée locale, il deviendrait superflu : j'étais d'ailleurs arrêté par une autre considération; cette petite fille avait éprouvé, un mois auparavant, une gastro-entérite aiguë avec péritonite combattue par l'application répétée de sangsues, topiques émolliens, bains, boissons délayantes et gommeuses. Je me sus bon gré de cette retenue, car, avec des moyens simples, la toux devint catarrhale, la respiration facile, et la convalescence fut prompte.

Le 24 décembre de la même année, c'est-à-dire à peu près un an plus tard, Thalie Duboisrenoult éprouva un nouveau croup; les mêmes moyens furent employés, le même succès obtenu.

3e OBSERVATION.

Le 11 février 1824, Deschamps-Dupont, âgé de vingt-deux mois, est atteint de tous les signes qui caractérisent l'invasion du croup. Les parens, à qui j'avais dit, sept mois auparavant, époque à laquelle cet enfant eut un croup que je guéris par les sangsues au larynx et le vomissement; à qui, dis-je, j'avais conseillé de le faire vomir par précaution, si ces accidens se manifestaient la nuit ou dans le cas de mon absence, trouvèrent, dans l'espace d'un mois, l'occasion de suivre mon avis deux fois. Ce simple révulsif avait été suffisant pour faire disparaître la maladie. Encouragés par ces succès, ils répètent avec confiance l'usage de ce moyen, mais n'obtiennent pas le même résultat. Je suis appelé, les accidens continuent; toux croupale, assoupissement, respiration sibilante et pénible, beaucoup de fièvre. J'attribuai la somnolence au travail d'une dentition difficile. J'ai eu d'assez nombreuses occasions d'observer que celle-ci occasionne quelquefois une grande inflammation gingivale, qui, en se propageant vers l'arrière-bouche, envahit le larynx et devient cause déterminante du croup, quand d'ailleurs l'enfant se trouve placé sous l'influence de causes générales qui donnent le plus souvent lieu au développement de cette maladie.

Je fais appliquer quatre sangsues à quatre heures d'après midi ; les accidens ont beaucoup diminué à huit heures.

Paroxisme dans la nuit ; j'administre de nouveau le sirop d'ipécacuanha, fais appliquer deux petits vésicatoires sur les parties latérales du larynx et prescris la mixture de Réchou. Il résulte de toutes ces révulsions une diarrhée abondante qui dure jusqu'au 13, et pendant la durée de laquelle on observe une diminution graduée de tous les symptômes.

Le 12 mars suivant, le temps étant froid et humide depuis le commencement du mois, tous les signes du croup se reproduisent. La bouche était restée phlogosée, et j'aperçus trois petites molaires dont l'éruption était récente.

Application de trois sangsues, les piqûres donnent peu de sang. La toux reste croupale, trois onces de sirop d'ipécacuanha ne produisent aucun vomissement.

Le 13, à trois heures du matin, paroxisme, respiration bruyante, toux considérable.

Nouvelle application de sangsues, vomissement obtenu par une autre dose de sirop d'ipécacuanha; deux petits vésicatoires sur les parties latérales du larynx; mixture de Réchou.

La respiration devient plus facile, la toux est encore croupale.

Pansement des vésicatoires le soir.

Le 14, fièvre, la toux perd de son caractère; la révulsion s'opère encore sur l'intestin, diarrhée.

Le 15, la toux est devenue catarrhale, apyrexie, look blanc, tisane d'orge gommeuse.

Le 16, le pouls est un peu fébrile, mais la toux continue d'être catarrhale.

Le travail de la dentition continuant chez cet enfant, le 17 avril suivant, je suis appelé de nouveau : toux croupale, dyspnée peu considérable; ophtalmie concomitante : le vomissement suffit pour faire disparaître les symptômes qui appartiennent au croup.

Le 3 mai 1825 (pluies, alternatives de froid humide et de chaleur vers midi, vent sud-ouest), le même enfant est atteint du croup dans la nuit. Huit jours auparavant, il avait eu la toux croupale, respiration un peu sibilante, sans fièvre ; j'étais absent. On fit vomir, la toux disparut, la respiration devint naturelle, le petit malade parut guéri. Mais cette fois (3 mai) il est repris de symptômes plus graves, face rouge, fièvre considérable, respiration bruyante et très-pénible, anxiété, toux croupale fréquente.

Les parens appliquent trois sangsues au larynx, ce qui diminue un peu les accidens ; mais la toux ne change pas de caractère, la peau est chaude, la face rouge et la respiration sibilante. Quoique le sang coule encore, je fais appliquer trois nouvelles sangsues. J'ordonne de laisser donner les piqûres, et de s'en tenir à une simple boisson délayante et gommeuse.

Dès le soir, l'enfant éprouve un mieux très-sensible, la toux n'est que rarement et très-peu croupale, plus souvent catarrhale ; la respiration est parfaitement libre.

Le 4, apyrexie ; je permets un peu de lait coupé.

Le 5, le mieux continue : mais, le soir, la fièvre se réveille quoiqu'il n'y ait plus de symptômes de croup. Toux catarrhale opiniâtre, look blanc.

Le 6, il y a un peu de mieux ; cependant

il existe encore de la fièvre. Je permets une légère bouillie de fécule de pomme de terre, lait coupé, mêmes moyens thérapeutiques.

Le 7, le malade est bien, la sant se rétablit promptement.

4e OBSERVATION.

Le 26 février 1824, la température étant froide et humide, Lubin Pauthier, âgé de trois ans, tourmenté depuis quelque temps par le travail de la dentition, est atteint d'une toux rauque et profonde qu'on reconnaît pour être celle du croup; respiration *anserine*, somnolence, fièvre. (*Application de quatre sangsues à la région du larynx; vomissement; boissons délayantes.*) Les piqûres donnent beaucoup de sang.

Dès la fin du jour, la toux devient catarrhale, l'assoupissement a disparu, la fièvre considérablement diminuée.

Le 27, le mieux continue, l'orage dentaire a cessé.

Il n'est pas inutile d'observer que cet enfant, dix jours avant l'invasion du croup (le 15 février), éprouva l'asthme convulsif des enfans ou asthme de *Millar*, que j'ai combattu avec succès, avec le laud. liq. de Sydenh. à forte dose. Cette remarque prouve que ces deux maladies ne sont nullement identiques. Il est cependant des cas où l'asthme convulsif étant compliqué d'un catarrhe pulmonaire aigu, l'application des sangsues vers les clavicules, combinée à l'emploi de l'opium, réussit très-bien. Ce cas s'est offert à mon observation le 30 novembre 1825, sur l'enfant de M. Fleuriel, marchand épicier de cette ville. Mais cette circonstance n'établit aucune similitude entre deux maladies dont l'une est purement convulsive et cède aux opiacés, l'autre est inflammatoire et doit être combattue par les saignées locales ou les révulsifs, selon la gravité de l'invasion. Je prouverai plus amplement la vérité de cette assertion, lorsque je mettrai en parallèle les symptômes propres à chacune de ces affections.

5e OBSERVATION.

Le 28 février 1824, mademoiselle Célestine Giroux, âgée de vingt-trois ans, éprouve tous les symptômes du croup, surtout une toux considérable, rauque et profondément sonore, entendue à une grande distance; la respiration est sibilante, la fièvre très-forte. (Application de douze sangsues à la région du larynx; vomissement au moyen du sirop d'ipécacuanha.)

Le 29, les accidens, après avoir diminué d'intensité, reprennent de la gravité. (Récidive de l'application de seize sangsues.) Peu de temps après, le mieux est sensible et continue sous l'influence d'une simple tisane d'orge gommeuse.

Le 1er mars, la toux a le caractère catarrhal, la guérison ne se fait pas attendre.

Cette demoiselle avait eu, l'année précédente, un accès de croup qui avait cédé aux mêmes moyens.

6e OBSERVATION.

Le 4 mars 1824, la température étant froide et humide, Louise Prieur, âgée de quatre ans et demi, éprouve la toux croupale; la respiration est sibilante, il y a fièvre, chaleur à la peau. Appelé dès l'invasion, je fais appliquer quatre sangsues à la région du larynx, je prescris l'usage du sirop d'ipécacuanha; on obtient deux ou trois vomissemens.

Cessation de tous les accidens dès le même jour.

Voici un exemple de l'avantage qu'il y a d'attaquer cette maladie au début. L'invasion n'était pas sans gravité, et pourtant, à mesure que le sang coule, la respiration devient facile; le mieux est promptement sensible et se soutient.

Le 28 mai suivant, je suis appelé de nouveau. En entrant dans la chambre, j'entends la toux croupale, la respiration est très-gênée et sibilante, la face est injectée, le pouls fréquent et serré. Six sangsues sont appliquées à la région laryngienne, à sept heures du matin; elles donnent beaucoup de sang: deux piqûres entr'autres saignent jusqu'à trois heures d'après midi. A cette époque, le pouls est moins fréquent et moins serré, la toux n'est croupale que par intervalle, la respiration est facile. Le vomissement provoqué avait donné une grande quantité de mucosités.

Dès le soir du même jour, la toux cesse d'être croupale; l'enfant désire des alimens, je permets un bouillon. J'ordonne, pour boisson, la tisane d'orge gommeuse.

Le 29, l'enfant a dormi jusqu'à trois heures

et demie du matin. A son réveil, la toux est de nouveau croupale ; mais la respiration continue d'être facile. (Sirop d'ipécacuanha jusqu'à production du vomissement, calomélas gr. jv, toutes les trois heures.) Disparition de tous les accidens. Je permets une soupe à trois heures d'après midi.

7e OBSERVATION.

La température avait été douce et le temps très-beau depuis le 14 mars 1824 jusqu'au 21 qu'elle devint froide et humide; pluies, vents d'ouest et nord-ouest.

Elisée Tadhomme, âgé de neuf ans, se plaint, le 22 du même mois, de mal à la gorge et indique le larynx; la toux est croupale, le pouls fébrile, la peau chaude, la respiration gênée, la figure un peu plus colorée que dans son état ordinaire. Six sangsues à la région du larynx, vomissement par le sirop d'ipécacuanha, l'état de la langue ne me faisant soupçonner aucune irritation gastrique.

Le mieux suit de près l'emploi de ces moyens : la toux n'est plus croupale et devient catarrhale dès le soir.

Le 23, l'enfant est sans fièvre et demande à manger. Je permets une soupe et quelques pruneaux cuits.

8e OBSERVATION.

Le 23 mars 1824, la température continue d'être la même que celle signalée dans l'observation précédente. Auguste Hayot, âgé de six ans, est pris, dans la nuit, du croup, maladie qu'il avait éprouvée déjà deux fois antérieurement.

La toux est croupale et considérable, la respiration sibilante, pénible : l'enfant porte sa main à la gorge pour indiquer son mal. La mère le fait vomir avec le sirop d'ipécacuanha; il rend une grande quantité de matières glaireuses épaisses. Les accidens cessent promptement; à midi, je le trouve se livrant à ses jeux habituels.

Le 16 mai, récidive de la toux croupale, la mère du malade le fait vomir avant de m'appeler. La toux cesse, l'enfant est gai et ne s'aperçoit de rien le reste du jour.

Le 17, deux heures du matin, toux de nouveau croupale, dyspnée considérable, respiration sibilante, menace de suffocation, figure pâle, pouls petit et fréquent.

Application de quatre sangsues à la région du larynx. A mesure que celles-ci tirent du sang, diminution des accidens. On laisse saigner les piqûres. A quatre heures et demie, j'administre le sirop d'ipécacuanha; un vomissement donne une quantité considérable de mucosités : à cinq heures, le malade respire très-facilement; la toux a encore un peu de raucité, mais elle passe au caractère catarrhal et est peu fréquente.

Remarques.

L'accès de croup, arrivé le 23 mars, avait été combattu par le vomissement seul; le mieux survenu presqu'aussitôt fait croire à la superfluité de la saignée locale. Ne peut-on pas présumer cependant que par la révulsion la guérison fût incomplète, et que la membrane muqueuse du larynx resta le siége d'une irritation assoupie, qui n'attendait qu'une cause déterminante pour redevenir une phlegmasie? En effet, la maladie reparaît le 16 mai suivant, et, combattue comme la première fois, le retour de l'accès ne se fait attendre qu'un jour. Cette fois, une saignée locale abondante est pratiquée, et depuis cette époque l'enfant n'a pas été atteint du croup.

9e OBSERVATION.

Le 30 mars 1824, la température restant humide et froide, Alphonsine Breton, âgée de quatre ans, a la toux croupale, se plaint de mal de gorge, indique avec la main le point où elle souffre; la respiration n'est que médiocrement gênée, cependant le pouls est fébrile. (Vomissement au moyen du sirop d'ipécacuanha.) Les accidens étant peu considérables, je néglige l'application des sangsues.

Le 31, la toux a déjà pris le caractère catarrhal, il reste peu de fièvre. (Boissons gommeuses.)

Le 1er avril, apyrexie complète.

Voici un exemple de la plus grande simplicité que puisse affecter le croup : je pourrais y joindre celui de la petite Guérin, âgée de cinq ans, qui, le 28 janvier 1824, ayant la toux croupale et de la fièvre, vomit par l'action de vin que madame sa mère lui fit boire. Cette simple révulsion suffit pour amener la toux au caractère catarrhal.

Tous les accidens avaient cessé le 30; et je pus permettre des alimens.

10e OBSERVATION.

Il y avait quinze jours que Marais Frémond, âgé de cinq ans et demi, toussait. Cette toux, suivant le rapport des parens, avait, depuis huit jours, une raucité qui probablement était déjà le croup. Appelé le 28 avril 1824, j'observe la toux croupale, mais presque aphonique; fièvre, rougeur de la face, gonflement du cou et des jugulaires, respiration *anserine*, anxiété.

Six sangsues sont appliquées et le vomissement produit au moyen du sirop d'ipécacuanha.

Les accidens augmentent au lieu de diminuer.

Dans la nuit, aphonie complète, anxiété considérable; répétition du vomissement, vésicatoires au larynx, lavemens excitans, potion de Réchou; point de soulagement.

Le 29, mort à dix heures.

Autopsie.

Le 30, à huit heures du matin, inspection du larynx et de la trachée-artère : une membrane grise tapisse tout l'intérieur du larynx, et une portion détachée et ramollie, mais encore plus consistante que la mucosité ordinaire, bouche la glotte hermétiquement.

Le défaut de réussite est bien évidemment dû à ce que je fus appelé lorsque la membrane était déjà formée. Le larynx était seul occupé, la trachée ne présentait aucun obstacle au-dessous. C'eût été le cas, je crois, de tenter la trachéotomie. J'étais absent lorsque le malade cessa de vivre, je ne pus recourir à ce moyen. Un succès incomplet que j'obtins dans un cas semblable, neuf ans auparavant, m'aurait encouragé à tenter cette entreprise. Je vais rapporter l'observation.

IIe OBSERVATION.

Le 1er février 1815, Lucien G..., âgé de trois ans et demi, est atteint de tous les symptômes qui caractérisent le croup. J'employe le vomissement et le sulfure de potasse.

Le 2, les accidens ont disparu.

Le 3, nouvel accès dans la nuit combattu par les mêmes moyens avec un succès moins complet; cette fois, il y a plutôt rémittence qu'intermittence : la maladie se prolonge.

Le 6, nouvel accès ou plutôt paroxisme,

refus de tous médicamens ; on est réduit à employer des lavemens excitans.

Le 8, le danger est imminent ; je propose la trachéotomie dès le matin. Les parens désirent que plusieurs confrères soient appelés pour m'aider de leurs conseils. On ne parvient à les rassembler que le soir. Au moment où ils arrivaient, l'enfant cesse de respirer. Une dame présente s'écrie : *Il est mort!* Sans attendre, je saisis un bistouri que j'avais préparé d'avance, j'ouvre la trachée, j'insuffle de l'air dans les bronches au moyen d'une sonde de gomme élastique : *l'enfant revient à la vie!!!* il s'opère une véritable résurrection, il respire facilement. Les premiers mots qu'il prononce sont ceux-ci : *Que tu me fais de bien!* Je place à demeure une canule dans l'ouverture, le bien-être subsiste pendant cinq heures, le malade peut prendre quelques cuillerées de vin muscat ; mais la respiration devient courte et précipitée, les poumons semblent s'affaisser, l'enfant meurt huit heures après l'opération. Ce n'est plus la suffocation croupale ; l'action des poumons, mécaniquement réveillée trop tard, n'a pu se soutenir.

12e OBSERVATION.

Le 3 mai 1824, la petite Gueroult-Béron, âgée de quatre ans, est atteinte du croup : respiration *anserine*, toux croupale, fièvre, rougeur de la face, anxiété.

Application de quatre sangsues qu'on laisse saigner jusqu'à huit heures. Au fur et à mesure que les sangsues agissaient, on apercevait une amélioration sensible dans l'état de la respiration.

Sirop d'ipécacuanha par cuillerée, tous les quarts d'heures, jusqu'à production du vomissement.

A huit heures, la respiration est facile, la toux rare et passant au caractère catarrhal; pouls fréquent et faible, pâleur de la face. (Tisane d'orge perlé gommeuse.)

Le 4, apyrexie ; je permets une bouillie à la fécule de pomme de terre.

13e OBSERVATION.

Averel, âgée de sept ans, le 17 mai 1824, à huit heures du matin, se plaint de mal à la gorge ; la toux est très-fréquente et croupale, la respiration n'est pas très-difficile.

(Application de six sangsues à la région du larynx, vomissement.)

A midi, la toux est moins opiniâtre et passe déjà à la nuance catarrhale.

Le 18, tous les accidens ont disparu.

Voici l'exemple d'un croup très-simple parce qu'il a été attaqué dès l'apparition de la toux.

14e OBSERVATION.

Le 4 juin 1824, Laporte, âgée de neuf ans, offre les symptômes suivans : toux croupale, respiration *anserine*, rougeur de la face, fièvre, mal de gorge rapporté au larynx. (Six sangsues, vomissement, tisane d'orge perlé.)

Le 5, la respiration est libre, mais la toux est encore croupale par intervalle, apyrexie.

Le 7, la toux a pris le caractère catarrhal, il n'existe plus aucun accident.

15e OBSERVATION.

Pauline Giroux, âgée de dix-huit ans, éprouve une toux considérable qui a tous les caractères de celle du croup; la région du larynx est le siége d'une douleur assez forte;

la respiration est sibilante; la face rouge, le pouls dur. (Application de douze sangsues à la gorge, vomissement.)

A mesure que le sang coule, la toux est moins croupale et devient catarrhale : tous les accidens diminuent si promptement, que le lendemain, 10 juin 1824, la guérison était complète.

16e OBSERVATION.

Le 23 juin 1824, Jules Primois-Baraguay, a une toux rauque; madame sa mère, inquiète, me fait demander à quatre heures du matin. L'inquiétude de cette dame était d'autant mieux fondée, qu'un an auparavant cet enfant avait eu le croup combattu par le traitement de Réchou, non sans un danger consécutif très-imminent. Une gastro-entérite aiguë avait été la suite de l'action du carbonate d'ammoniaque donné à trop forte dose. Cette maladie secondaire prit une telle gravité, que les applications de sangsues répétées furent nécessaires pour en faire cesser les accidens. Mais la dernière application faillit être funeste, à cause de la trop grande quantité de sang perdu et de la difficulté qu'on trouva à arrêter l'hémorragie. Quand j'arrivai il était minuit, le petit malade était dans un état presque anémique, ayant des syncopes à chaque instant, état qui dura vingt-quatre heures et que des soins continuels purent seuls faire cesser. Il s'était cependant parfaitement rétabli, et l'accident, heureusement assez rare, qui avait mis sa vie en danger, n'avait laissé après lui aucune trace.

A mon arrivée, je reconnais la toux croupale, la respiration est un peu sibilante. Un sentiment de douleur à la gorge, un peu de fièvre, et la face colorée, se joignent à ces symptômes principaux pour caractériser le croup. Je fais appliquer quatre sangsues à la région du larynx; j'obtiens un ou deux vomissemens au moyen du sirop d'ipécacuanha, l'estomac ne donnant aucun signe d'irritation : cependant je me garde bien d'employer le traitement de Réchou qui, l'année précédente, avait été suivi d'accidens si graves chez ce sujet. Après le vomissement, je prescris pour boisson ordinaire une tisane d'orge perlé.

Le 24, tous les accidens ont cessé, la toux est rare et catarrhale; je permets des alimens.

Cependant, dès que l'enfant est enrhumé par la suite, la toux devient rauque et vraiment croupale; ce qui me fait considérer cette disposition comme un croup chronique.

16 février 1827. Dégel le 14 dans la journée, retour de la gelée la nuit; frimat assez considérable, vent revenu du nord-ouest à l'ouest le 15, et repassant au nord le 15 au soir; petite grêle et neige par giboulées. Dégel dans la journée, et retour d'une forte gelée dans la nuit du 15 au 16.

Le même enfant, âgé de huit ans, est atteint de la toux croupale, dès le 15 au soir, à laquelle les parens ne font pas d'attention, parce que, comme je l'ai dit, cette toux existait chez lui d'une manière chronique à la suite des précédens croups qu'il avait éprouvés. Mais la respiration, vers cinq heures du matin, le 16 février 1827, devint tellement laborieuse et si bruyante qu'on pouvait l'entendre à une grande distance. On avait donné le sirop d'ipécacuanha; l'enfant avait eu des vomissemens sans qu'on eût obtenu de diminution des accidens. C'est alors que je fus appelé. Aux symptômes déjà rapportés se joignait une anxiété considérable; la face était moins colorée que dans l'état ordinaire, le pouls petit, serré et fréquent. (Dix sangsues à la région du larynx, que je conseille de laisser saigner long-temps.) Les piqûres donnèrent beaucoup, et, comme j'étais absent, les parens, se rappelant l'hémorragie qui avait failli leur enlever cet enfant, se mirent en devoir d'arrêter la saignée. Celui-ci cependant n'était pas affaibli; la face, au lieu d'être pâle, était plus colorée que lors de ma visite. Heureusement qu'une ou deux piqûres continuèrent de donner, malgré des tentatives pour arrêter le sang qui durèrent trois heures. Quand j'arrivai, l'écoulement sanguin avait cessé : la respiration était libre, la toux rare et cependant croupale, mais le pouls était fort, la peau chaude, la face plus colorée que dans l'état normal. Je fus fâché qu'on n'eût pas obtenu une saignée plus abondante. Je tins le petit malade à la diète, il continua l'eau d'orge gommeuse et l'usage d'un look blanc.

Dans la nuit, la respiration redevint bruyante; mais moins que le matin. On s'en tint au vomissement, et le matin 17 tous les accidens avaient disparu, excepté la toux restée croupale; ce qui ne me surprit pas, puisque, comme je l'ai dit plus haut, dès qu'il y avait même un peu de rhume chez cet enfant, elle prenait ce caractère, raison pour laquelle je l'ai considéré comme atteint d'un croup chronique.

17e OBSERVATION.

La petite Crosnier, âgée de deux ans, est éveillée, dans la nuit du 14 septembre 1824, par une toux fréquente et rauque; je suis appelé, je reconnais que cette toux est celle du croup; la respiration est sibilante, il y a de la fièvre, de l'anxiété. Application de quatre sangsues à la région du larynx, sirop d'ipécacuanha à quatre heures du matin, la langue n'indiquant point d'irritation gastrique. Les piqûres saignent beaucoup; à huit heures, une d'entre elles donne encore du sang, je conseille de le laisser couler. La mère me rapporte que l'enfant a rendu, par le vomissement, des fragmens qu'elle compare à des morceaux d'une feuille de papier mouillé : elle n'a pas gardé les matières vomies. A cette époque la respiration est bonne, la toux est devenue catarrhale, apyrexie.

Le 15, le mieux se soutient; je permets des alimens.

Le 19 décembre suivant, le vent soufflant

nord-ouest, la température étant froide et humide, la même petite fille est de nouveau atteinte du croup.

Invasion de la maladie à deux heures après minuit. Sa mère provoque le vomissement, les accidens diminuent d'intensité. Je suis appelé à six heures du matin. La toux est encore croupale, la respiration sibilante, *ansérine;* la face est rouge, le pouls dur, fréquent, la peau chaude, mais légèrement moite. (Application de six sangsues à la partie antérieure du cou, boissons gommeuses.) Au fur et à mesure que le sang coule, tous les symptômes du croup diminuent, puis disparaissent. A ma visite du soir, la toux est catarrhale, le mieux se soutient.

Le 20, apyrexie; je permets des alimens.

Le 31 mars 1825, la température étant froide et sèche, le vent soufflant nord-est, nouvel accès de croup manifesté par tous les symptômes signalés dans l'histoire précédente. (Application de quatre sangsues, vomissement.)

Les accidens diminuent, mais subsistent.

Le 1er avril, ils deviennent plus graves et me forcent de revenir à l'emploi des sangsues jusqu'au nombre de douze dans le jour.

Le mieux ne se laisse apercevoir qu'après cette abondante saignée locale.

Le 2, la toux n'est croupale qu'à de longs intervalles, la fièvre existe encore.

Le 3, la toux est devenue catarrhale, il y a constipation. (Boissons mucilagineuses, calomélas, deux grains toutes les deux heures.) On obtient plusieurs selles.

Le 4, le mieux continue, l'enfant demande des alimens.

Le 5, apyrexie, encore un peu de toux catarrhale.

Le 6, l'enfant est levé et se livre à ses jeux ordinaires.

18e OBSERVATION.

Le 14 septembre 1824, Mery, âgé de quatre ans, est atteint d'une toux que je reconnais pour être celle du croup; la respiration se fait encore bien, il n'y a point de fièvre : mais comme la temporisation peut permettre à d'autres accidens de se développer, j'ordonne l'application de six sangsues au larynx; et, l'état de l'enfant ne s'y opposant pas, je le fais vomir. La toux croupale disparaît le même jour, et, devenue catarrhale, elle cesse en peu de temps.

19e OBSERVATION.

Le 15 septembre 1824, Joigneaux, âgé de huit ans, est atteint du croup, que sa mère reconnaît, l'ayant déjà observé sur un de ses enfans; sans consultation, elle fait vomir le malade.

Le 16, je suis appelé; la toux est encore croupale, l'enfant se plaint de mal à la gorge, la respiration est encore un peu sibilante. (Application de six sangsues, boissons délayantes.)

Le 17, tous les accidens ont disparu.

20e OBSERVATION.

Le 25 septembre 1824, M. Valentin réclame mes soins pour son petit garçon âgé de deux ans et demi; je m'y transporte de suite, il était neuf heures du soir. L'enfant offre à mon observation les symptômes suivans : pouls dur et fréquent, peau chaude, respiration *anserine*, face rouge, toux croupale. (Application de six sangsues à la partie antérieure du cou; sirop d'ipécacuanha, par cuillerée tous les quarts d'heure, jusqu'à production du vomissement.)

Le 26, la respiration est facile, la fièvre diminuée, la toux très-peu croupale et passant à la nuance catarrhale.

Le 27, le mieux continue, l'enfant tousse encore, mais la toux est totalement catarrhale; il y a encore un peu de fréquence dans le pouls et de chaleur à la peau.

Le 28, apyrexie; il ne reste qu'un peu de toux. Je permets des alimens.

Huit mois après, le 21 mai 1825, il fut atteint de la même maladie. Toux croupale, respiration sibilante; il porte sa main à la gorge et dit à sa mère : *Ote-moi cela.* Il y a peu de fièvre, la face et la peau sont dans l'état naturel. (Application de six sangsues, vomissement.) Quand je revis le petit malade, le soir, les accidens avaient cessé; il ne restait qu'une toux catarrhale.

Le 22, le mieux continue, l'enfant peut prendre des alimens.

21e OBSERVATION.

Pauline Durand, sujette, depuis sa plus tendre enfance, à une toux catarrhale chronique qui souvent a occasionné un râle muqueux et des dyspnées considérables, état qui s'était amélioré sous l'influence d'un vésicatoire au bras, est atteinte, le 13 juin 1824, d'une toux rauque accompagnée de douleur laryngée, difficulté de respirer considérable. Ces accidens diminuent d'intensité le 14, se reproduisent le 15 : je ne suis appelé que le 16 à huit heures du soir. Voici la position de l'enfant : aphonie, respiration sibilante et pénible, pouls dur et fréquent, toux aphonique et rauque par intervalle.

Prescript. Six sangsues à la région du larynx, sirop d'ipécacuanha par cuillerée tous les quarts d'heure, jusqu'à production du vomissement.

L'enfant très-indocile rejette le sirop. Il était minuit; je n'avais obtenu aucun vomissement. Enfin, appelé de nouveau, je force la malade de prendre; elle vomit. Les sangsues ont saigné jusqu'au lendemain.

Prescript. Le 17, deux vésicatoires sur les parties latérales du larynx, levés et pansés au bout de douze heures.

Le 18, paroxisme dans la nuit. (Répétition du sirop d'ipécacuanha, calomalas gr. iv toutes les deux heures, potion gommeuse kermétisée, boissons délayantes.) On obtient plusieurs selles et quelques crachats épais dont l'expulsion rend la respiration plus facile.

Le 19, nouveau paroxisme, mêmes moyens; bouillons clairs.

Le 20, mieux marqué : l'aphonie a diminué, la toux paraît devenir catarrhale, l'enfant respire mieux, on n'entend qu'un léger bruit dans le larynx. (Bouillons clairs, mêmes moyens thérapeutiques.) La malade refuse les médicamens.

Le 21, paroxisme considérable pendant la nuit. (On anime les vésicatoires, vomissement, calomélas, potion kermétisée, mêmes boissons.)

Le 22, les accidens ont un peu cédé; mais même obstination à ne pas vouloir de médicamens. La respiration est plus gênée vers le soir. On parvient à faire prendre de la potion kermétisée, des bouillons et du petit lait; on anime les vésicatoires. Des crachats épais et muqueux partent assez facilement.

Il est remarquable que toutes les fois que l'enfant prend de cette potion, l'expectoration se fait avec une étonnante facilité.

Le 23, la nuit est meilleure, l'enfant a bien pris; le matin, le pouls est plus régulier. Les jours précédens, lors des paroxismes, il y avait beaucoup de fièvre. A cinq heures du matin, la toux devient catarrhale, la respiration plus libre et s'exécutant mieux, la face est pâle. Le soir, nouvel accès. Il dure pendant la nuit du 24 et est plus considérable que les précédens : menace de suffocation; on est obligé d'ouvrir les portes et les fenêtres; anxiété considérable. Je veux de nouveau provoquer le vomissement, l'enfant le demande lui-même. Trois grains d'émétique et quatre onces de sirop d'ipécacuanha ne produisent aucun effet, quoique donnés en peu d'instans. L'anxiété et la dyspnée augmentent.

Le 24 au matin, je pratique la trachéotomie. La respiration devient un peu plus facile; mais, au bout de quelques heures, l'anxiété recommence, la face change de couleur à chaque instant; elle est pâle, colorée, jaune, verdâtre : enfin l'enfant expire à trois heures et demie d'après midi.

Autopsie.

Le 25, à sept heures du matin, je fis l'autopsie et je trouvai une membrane croupale très-épaisse obstruant totalement le canal aérien jusqu'à la division de la trachée pour former les bronches.

Réflexions.

Quatre jours très-précieux avaient été perdus; cependant, par l'usage du calomélas et des potions kermétisées, après l'application des sangsues et le vomissement, l'expectoration étant devenue facile, la fièvre ayant diminué ainsi que la dyspnée, le 23 il y avait un peu d'espérance; mais c'est au moment où elle commence à luire que la malade se refuse obstinément à prendre aucun médicament.

Nota. Tout le mois de juin avait été froid et humide, pluvieux. Le vent a constamment soufflé nord-ouest, sud-ouest et ouest; le temps n'a commencé à être beau que le 26.

22ᵉ OBSERVATION.

Je suis appelé, le 25 juin 1824, pour Leveau, âgé de quatre ans et demi. J'observe la toux rauque et profonde qui caractérise celle du croup; la respiration est sibilante, bruyante; la face est rouge, le pouls est dur et fréquent. (Application de six sangsues à la région du larynx, sirop d'ipécacuanha).

Les piqûres donnent beaucoup, et on obtient six vomissemens. Dès le soir, la respiration n'a rien d'embarrassé, il reste un peu de fièvre : la toux, le plus souvent catarrhale, est encore quelquefois légèrement croupale.

Le 26, le mieux continue, la toux n'est que catarrhale.

23e OBSERVATION.

La petite Gautier-Béron, âgée de six ans, est atteinte, le 26 juin 1824, d'une toux rauque et profonde et d'une difficulté de respirer. On m'appelle, je reconnais la toux croupale, et je remarque que la respiration est bruyante pendant l'inspiration. Les sangsues causant un effroi inconcevable à cette petite malade, d'ailleurs très-indocile, j'administre le sirop d'ipécacuanha seul. J'obtiens plusieurs vomissemens, après lesquels la respiration devient libre. L'enfant tousse rarement, la toux est rarement croupale et devient promptement catarrhale. Le soir même, tous les accidens ont disparu.

24e OBSERVATION.

Le 27 juillet 1824, Aimée Durand, âgée de dix-neuf mois, est atteinte du croup : la respiration est sibilante, la toux croupale, la face colorée, le pouls fébrile. (Application de trois sangsues sur le larynx, vomissement à quatre heures et demie du matin.) Un peu de rémission. Vers onze heures, nouvelle dyspnée, toux continuant d'être croupale. (Application de trois autres sangsues, les premières piqûres ayant peu donné.)

A une heure, la respiration est presque naturelle; la toux est plus rare, mais continue d'être croupale. L'enfant demandant du lait, j'en permets de coupé avec partie égale d'eau sucrée. La toux devient catarrhale, tous les accidens vont en diminuant; tellement que le 28, à six heures du matin, lors de ma visite, il n'existait aucun signe de croup.

Le même jour, à onze heures, nouvel accès très-intense. Sur un faux avis qui me disait absent, on néglige de me prévenir; c'est par hasard qu'à cinq heures du soir, j'entre en passant, curieux de voir si le bien se soutient. Je trouve l'enfant plus mal que la veille. Respiration *anserine*; aphonie;

pouls dur et fréquent, toux aphonique, rougeur de la face, anxiété, dyspnée considérable. (Application de six sangsues à la région du larynx, calomélas, vomitif, potion kermétisée.) Rémission vers le soir; cependant quelques paroxismes. Alternatives de menaces de suffocation, et d'expectoration de crachats où se trouvent des portions membraneuses, suivie d'une respiration plus facile. L'accès ne cesse pas totalement.

Le 29, il y a constipation, l'enfant n'urine pas. (Lavement aiguisé avec le sel de cuisine et le miel.) Abondante évacuation qui apporte du soulagement. (Répétition du lavement le soir, même effet.) La malade urine bien. A onze heures du soir, elle éprouve un peu de calme.

Le 30, à six heures du matin, retour de l'accès. (Nouvelle application de six sangsues; à sept heures, répétition du vomissement; potion kermétisée, mêmes boissons.) Le pouls est fort, la peau chaude, la face colorée. A midi, la respiration est de plus en plus sibilante, la toux aphonique se terminant par un *cri aigu* qu'on a comparé à celui d'un *jeune coq*: l'enfant est dans un état désespéré. Le pouls est encore dur, mais d'une très-grande fréquence ; l'anxiété est considérable ; tantôt la face est pâle, tantôt les lèvres deviennent bleuâtres, injectées. Je conseille de gorger l'estomac avec de l'eau sucrée. Ce moyen produit deux ou trois vomissemens. Les secousses déterminent l'expulsion de fragmens membraneux ; la respiration devient un peu plus facile, la toux cesse d'être aphonique quoique conservant le caractère croupal ; l'enfant sommeille. On le laisse un peu tranquille, dans la vue de permettre aux forces de se réparer. A six heures du soir, il éprouve un nouveau paroxisme ; après avoir dormi trois heures, la respiration étant très-facile, et avoir donné beaucoup d'espérance aux parens (mêmes moyens pour obtenir le vomissement), quelques fragmens de membrane croupale sont rendus avec un soulagement peu durable. (A neuf heures et demie, lavement excitant comme les premiers.) Je quitte la malade à dix heures. La même anxiété existait, *cri de coq* par intervalle, et plus souvent respiration *anserine*.

Le 31, un lavement excitant a produit une grande évacuation, avec diminution notable de la dyspnée, mais peu durable. Mort dans la matinée.

L'autopsie n'eut pas lieu; mais je suis convaincu que la membrane formée s'étendait jusqu'à la division des bronches, puisque l'expulsion de portions membraneuses provenant du larynx, où avait commencé la maladie, ne produisait plus qu'un soulagement passager.

La mobilité de l'enfant, jointe à ce motif, fut cause que je ne tentai point la trachéotomie, son anxiété étant telle qu'en voulant le fixer, j'aurais craint d'occasionner la suffocation plus promptement.

Au reste, on a pu se convaincre, en lisant cette observation, de l'importance que doit mettre le médecin à agir le plus promptement possible. C'est de cette terrible maladie qu'on peut dire : *fugit irreparabile tempus*.

25e OBSERVATION.

Le 4 janvier 1825, je suis appelé pour Ribier, âgé de dix ans et demi; la toux est déjà aphonique et date de deux jours. Le pouls est dur, la peau chaude, la figure colorée; il y a douleur au larynx, la respiration est sibilante, mais s'exécutant assez bien. Je me contente d'appliquer six sangsues au cou, et, quoique l'aphonie m'indique déjà la formation de la membrane, je ne provoque pas de vomissement. Le mieux est sensible peu de temps après la saignée locale. Il est probable que l'inflammation de la membrane cessant, l'exudation est arrêtée. Le larynx présentant du développement à cet âge, la respiration continue, quoiqu'imparfaite, mais assez pour l'entretien de la vie et pour donner le temps de la résolution ou de l'expectoration spontanée.

Le 5, le mieux continue; la douleur que le malade rapportait au larynx, la veille, a disparu : apyrexie.

26e OBSERVATION.

Le 9 février 1825, la petite Deschamps-Ribier, âgée de 22 mois, est éveillée dans la nuit par une toux rauque que la mère reconnaît très-bien pour celle du croup, l'ayant déjà observé, motif qui la porte à faire vomir son enfant avec le sirop d'ipécacuanha. La toux devient plus rare, mais elle est toujours croupale, la respiration rauque et sonore (1);

---

(1) La respiration croupale se reconnaît à une rau-

la face est rouge, vultueuse, la peau chaude, le pouls dur et fréquent. (Application de quatre sangsues à la région du larynx; trois seulement donnent beaucoup de sang.)

Le 10 au matin, tous les accidens ont disparu : il reste seulement une toux catarrhale et un peu de fièvre. (Eau gommeuse, panade légère.)

27e OBSERVATION.

Joignaux, âgé de quatre ans, a, le 8 mars au soir, une toux rauque et profonde que la mère avait déjà observée sur l'un de ses enfans, et qui, jointe au caractère sibilant de la respiration, lui fait reconnaître le croup. Elle provoque le vomissement avec le sirop d'ipécacuanha. L'enfant est soulagé, tousse moins, respire plus facilement; mais retour des accidens le 9 au matin, époque à laquelle je fus appelé. (Application de six sangsues au cou.) Les piqûres donnent beaucoup de sang. Tous les symptômes, après cette saignée locale, diminuent d'intensité. Le 10, il ne reste qu'une légère toux catarrhale.

---

cité sonore particulière, ensuite sibilante, puis aphonique quand le mal fait des progrès.

28e OBSERVATION.

Le 6 avril 1825, Aglaé Dumoulin, âgée de deux ans, a une toux rauque et profonde, la respiration est sibilante, il y a peu de fièvre. (Application de quatre sangsues à la partie supérieure et antérieure du cou; sirop d'ipécacuanha, par cuillerée tous les quarts d'heure, jusqu'à production du vomissement.) Dès le soir, cessation de la toux croupale qui passe au caractère catarrhal.

Le 7, le mieux se soutient; je conseille des alimens.

29e OBSERVATION.

Le 16 avril 1825, Champion, âgé de dix ans, est éveillé par une toux dont le son rauque et insolite inquiète les parens, qui pourtant n'ont pas eu l'occasion de voir le croup chez eux. Il était une heure et demie du matin; on vient me requérir; je me rends de suite près du malade. Je reconnais la toux croupale; mais la respiration était encore assez facile, il n'existait pas de fièvre. Je me contente de provoquer deux vomissemens au moyen du sirop d'ipécacuanha. Je présume que, vu le caractère de bénignité de la maladie, l'application de sangsues peut être négligée. En effet, à huit heures du matin, la toux est catarrhale, il y a expectoration de crachats épais et blancs.

Le 17, le mieux se soutient.

30e OBSERVATION.

Le 5 mai 1825, le temps étant orageux, le vent tantôt sud-ouest, tantôt sud-est, avec pluie par intervalle et la température chaude, E. Chabot, âgée de dix-huit mois, est atteinte des symptômes suivans : rougeur de la face, toux croupale, respiration très-bruyante, dyspnée, fièvre considérable. (Six sangsues à la région du larynx, qu'on laisse bien saigner.) On n'arrête le sang que lorsque la figure devient pâle. Rémission des accidens.

Le matin 6, la toux est encore croupale, mais moins rauque, la respiration plus libre quoiqu'un peu sibilante; les joues ont repris de la couleur et le pouls de la dureté; le bruit d'un corps mobile dans le larynx et la trachée me porte à administrer le sirop d'ipécacuanha. J'obtiens trois vomissemens de matières glaireuses, au milieu desquelles on distingue des portions de substance muqueuse d'un gris jaunâtre et déjà consistante, qui me semble être la fausse membrane ou membrane croupale. Après ce vomissement, la respiration devient très-libre; il est dix heures du matin.

A midi, respiration de nouveau sibilante, face rouge, toux croupale quoique moins rauque, pouls dur et fréquent. (Quatre sangsues, une cuillerée de sirop d'ipécacuanha.) Ce dernier moyen produit un malaise sans vomissement; la face devient pâle, la respiration facile, la peau moins chaude; le sang cesse de couler, il survient du sommeil.

(Dans l'après-midi, quatre grains de calomélas, et ensuite deux grains toutes les deux heures.) On obtient une selle.

Le 7 au matin, deux selles, quelques légers paroxismes dans la journée; mais la respiration reste libre, la toux devient catarrhale. (Look blanc, eau gommeuse.)

Le 8, le mieux se soutient, il ne reste pas la moindre trace de croup, la toux est catarrhale, la fièvre peu considérable.

Le 9, la fièvre augmente, l'enfant refuse les boissons; mais dès qu'il recommence à boire, tout se rétablit, et le mieux annonce que la convalescence ne se fera pas attendre.

Le 17 juin 1826, la même petite fille éprouve les symptômes suivans : toux croupale, dyspnée, somnolence, rougeur de la face, pouls dur et fréquent. (Six sangsues, boissons gommeuses.) Dès le soir, la toux croupale a disparu; il reste seulement de l'enrouement, et la toux est catarrhale.

Le 18, le mieux continue.

31e OBSERVATION.

Le 10 mai 1825, le vent soufflant nord-est, ayant été la veille sud-ouest, accompagné de pluies d'orage, M. Logres m'appelle à deux heures du matin pour une petite fille âgée de trois ans et demi. Je reconnais la toux croupale, la respiration est très-difficile et sibilante, l'anxiété extrême, la face pâle, le pouls fréquent et serré. (Six sangsues au larynx, quatre vomissemens.) A six heures, le sang coule encore, la respiration est devenue facile, la toux n'est presque plus croupale, le pouls est dans l'état normal.

Le 11, la toux est catarrhale, le mieux est confirmé; je permets une bouillie à la fécule de pomme de terre.

32e OBSERVATION.

Le 10 mai 1825, Labbé, âgé de trois ans, pour lequel je suis appelé au début, présente à l'observation les symptômes suivans : face rouge, vultueuse, peau chaude, pouls dur et fréquent, respiration *anserine*, toux croupale très-intense. Application de six sangsues à la partie supérieure du cou, et, comme il n'existe aucun signe d'irritation gastrique, je prescris le sirop d'ipécacuanha, par cuillerée tous les quarts d'heure, jusqu'à ce qu'on obtienne deux ou trois vomissemens. Je ne revis l'enfant que le lendemain ; je le trouvai debout, jouant dans sa chambre et n'ayant conservé de cette maladie, dont l'invasion avait été si brusque et le caractère si aigu, qu'une toux catarrhale qui se dissipa les jours suivans à l'aide d'une simple tisane d'orge gommeuse.

33e OBSERVATION.

Le 13 mai, la sœur de la petite fille qui fait le sujet de la 31me observation, est, à l'âge de vingt-cinq mois, atteinte de la même maladie. La toux est croupale, la respiration sibilante, la face colorée, la peau chaude et le pouls dur et fréquent. (Application de quatre sangsues, vomissement.) Le sang coule abondamment.

Dès le même jour, la toux devient catarrhale.

Le 14, le mieux continue, la toux est toujours catarrhale. (Tisane gommeuse, look blanc.)

Le 15, quoique toujours de même nature, la toux est fréquente et fatigante; il n'y a ni fièvre ni dyspnée.

Le 16, même état, mêmes moyens. Ce n'est que le 21 que la toux cesse d'être aussi opiniâtre.

Le 22, le mieux se confirme.

34e OBSERVATION.

Alphonse Morel est atteint du croup, le 15 mars 1820; tous les accidens qui caractérisent cette terrible maladie sont graves : je fais vomir et j'employe le traitement de Réchou. Le 15 mai suivant, récidive de la maladie, même traitement, même succès.

Le 3 juin 1821, nouveau croup; j'ai encore recours au traitement de Réchou, j'obtiens le même résultat.

Depuis cette époque, l'enfant n'avait plus été attaqué de cette maladie, mais les bronches étaient restées tellement irritables, que, pour peu que la température devînt humide et froide, il éprouvait des catarrhes pulmonaires, que j'ai plusieurs fois été obligé de combattre par l'application de sangsues près des clavicules.

Enfin, le 23 septembre 1825, cet enfant, alors âgé de huit ans, est atteint d'un croup extrêmement aigu, et dont l'invasion est si brusque et si grave, que la perte du petit malade eût été inévitable, si, reconnaissant la maladie, il ne se fût traîné sur le haut de l'escalier pour tâcher d'appeler du secours. Il est près de suffoquer, une quinte de toux le saisit; une domestique croit entendre la voix d'un gros chien qui serait monté dans les chambres, s'y transporte, trouve l'enfant sur le plancher, disant par intervalle : *Je vais mourir, j'ai le croup.*

C'était un matin; il y avait quelques instans que les parens étaient descendus, et ils n'avaient rien remarqué chez leur fils qui pût annoncer une maladie aussi grave. Heureusement j'étais à visiter des malades dans la même rue, on me trouve et je me transporte aussitôt chez M. Morel. Là, j'observe le petit garçon dans l'état suivant : Anxiété considérable, menace de suffocation, toux croupale, respiration *anserine*, face injectée, *vultueuse*.

Je fais moi-même l'application de sangsues à la région du larynx; j'en essaye trente-six, afin qu'une douzaine au moins puisse prendre promptement. Une quinzaine s'attache de suite. Au fur et à mesure que le sang est tiré ou qu'il coule, l'enfant dit qu'il se sent soulagé : en effet, les accidens diminuent très-promptement, la respiration devient facile ; la fièvre est encore forte, mais l'anxiété a cessé. Dès le lendemain, la toux est catarrhale; la maladie parcourt ses périodes comme une bronchite aiguë ordinaire, dont le stade inflammatoire aurait été combattu par une saignée locale.

Comme l'habitation de M. Morel est voisine de la rivière, et que ce quartier est toujours plongé dans une atmosphère humide, j'ai conseillé de mettre l'enfant en pension dans un quartier plus élevé pour le soustraire à la même influence. Depuis ce traitement et en prenant cette précaution, Alphonse Morel, qui toussait presque continuellement, n'avait pas eu même le moindre rhume; il avait éprouvé, au commencement de décembre, une variolette qui parcourut ses périodes avec une extrême simplicité et ne le força même pas de garder le lit. Mais, de retour chez ses parens aux vacances de 1826, et soumis de nouveau à l'action de l'humidité, il éprouva en peu de temps une bronchite et un croup aussi violent que celui dont je viens de donner la description. Celui-ci fut suivi d'une douleur pleurétique très-aiguë. Des saignées locales abondantes triomphèrent de ces phlegmasies. Des boissons gommeuses, un look blanc, furent les seuls médicamens administrés.

On a dû remarquer que dans le traitement de ces deux croups très-intenses, je n'ai point fait vomir : c'est que l'estomac de l'enfant, naturellement irritable, avait été soumis à l'influence d'eau minérale saline, par le conseil de médecins de Paris, laquelle avait singulièrement exaspéré cette disposition. C'était probablement comme à un révulsif propre à combattre l'irritation bronchique qu'on y avait eu recours; mais ce moyen, bon en lui-même, ne peut devenir avantageux que lorsqu'en suivant ses effets on s'arrête à temps, pour ne pas déterminer une phlegmasie gastro-intestinale, et imprimer aux organes importans de la digestion une lésion quelquefois aussi durable que la vie.

Une autre conséquence peut être tirée de ma conduite dans ces deux cas ; c'est que le vomissement, comme révulsif, n'est pas indispensable dans le traitement du croup, quelqu'intense qu'il soit, comme j'aurai l'occasion de le prouver par d'autres observations ; mais que l'application des sangsues, en quantité suffisante et de manière à faire une abondante saignée locale, est le moyen le plus efficace dans le traitement de cette maladie.

35e OBSERVATION.

Appelé, le 20 juin 1825, pour visiter la petite Giraud, âgée de huit ans, j'observe une toux croupale très-fréquente ; la respiration est sibilante, il y a dyspnée ; la face et le pouls n'ont encore rien d'insolite ; l'invasion de la maladie date de peu d'heures. Il est sept heures du matin, je fais appliquer dix sangsues à la partie antérieure du cou. (Vomissement au moyen du sirop d'ipécacuanha.) La malade rend une grande quantité de matières mucoso-bilieuses ; l'évacuation sanguine est abondante.

Le soir, à ma visite, tous les accidens ont disparu; l'enfant dort d'un sommeil paisible, quoiqu'on lui ait donné une soupe sans mon avis.

Voici une nouvelle preuve de l'avantage qu'il y a d'attaquer cette maladie dès le début. Le grand nombre de succès heureux obtenus dépend bien évidemment de cette circonstance; ils ne sont pas moins remarquables que ceux qui résultent de la même conduite dans le traitement des autres phlegmasies. Sont-elles attaquées franchement par les saignées générales et locales lors de l'invasion, on produit pour ainsi dire leur avortement. Vaudrait-il mieux, par respect pour ce qu'on appelle une *expectation sage* et *prudente*, laisser la nature aux prises avec un ennemi qui parvient souvent à la vaincre?

36e OBSERVATION.

Le 5 décembre 1825, je suis appelé, à neuf heures du soir, pour le petit Moreau, âgé de quinze mois. Cet enfant était malade depuis deux jours; à mon arrivée, je reconnais le croup. La toux était bien évidemment croupale, mais aphonique, la respiration sibilante, *anserine*, la face injectée, les lèvres violettes, le pouls serré et fréquent; le malade portait sa tête en arrière, il existait une anxiété considérable. Un médecin, mandé avant moi, avait méconnu cette terrible maladie.

La saignée locale, les vomissemens, les vésicatoires, les révulsions sur l'intestin, les secousses de vomissement répétées pour expulser la membrane déjà formée quand j'arrivai, tout fût inutile. Quelques instans de mieux suivaient l'administration de ces moyens placés selon les circonstances; mais les accidens subsistaient et prirent une telle gravité, que, le 7 au soir, l'enfant périt dans un état de calme apparent, le pouls étant mou, petit, fréquent, les lèvres bleuâtres.

Il fallait qu'au début, la maladie, chez le sujet de cette observation, fût singulièrement bénigne, pour qu'un médecin, qui a vu dans ce pays-ci et traité le croup, se méprît sur son caractère, et ait toujours soutenu aux parens, qui manifestaient des craintes, que ce n'était qu'un simple rhume qu'il avait à traiter. On acquiert ainsi la conviction que cette affection, quelque soit le peu de gravité apparente de son invasion, doit être traitée comme si les symptômes les plus inquiétans étaient déjà développés. Il est d'ailleurs un signe qui ne manque jamais au début, il est *pathognomonique;* c'est la toux : car c'est de celle-ci qu'on peut dire qu'elle est *sui generis*.

37e OBSERVATION.

Le 12 décembre 1825, Jouan, âgé de huit mois, est tourmenté par le travail de la dentition; le pouls est fréquent et dur, la peau chaude, la face colorée; la respiration est sibilante, la toux rare, et je suis obligé d'attendre pour en saisir le caractère, avant d'émettre une opinion sur la nature de la maladie que j'ai à traiter. Enfin l'enfant tousse et je reconnais le croup que m'avait déjà fait soupçonner l'état de la respiration. (Application de trois sangsues, eau gommeuse pour boisson.) Les piqûres donnent beaucoup de sang.

Le 13, l'enfant a encore de la fièvre entretenue par la difficulté de l'éruption dentaire; mais la toux est catarrhale, la respiration facile.

Le 14, même état. (Look blanc, eau gommeuse.) Le petit malade tette bien.

Le 15, le mieux continue.

38e OBSERVATION.

Le 13 janvier 1826, Désiré Perrot, âgé de sept ans, tousse, il est triste; le 14, la toux augmente et devient rauque. On n'y fait aucune attention; on croit l'enfant seulement enrhumé. Les 15 et 16, la toux conserve le même caractère, mais la respiration devient sifflante et laborieuse. On m'écrit le 17, on croit que la maladie est le croup; on me dit que par précaution et en m'attendant, on va mettre six à huit sangsues à la gorge. J'envoie, par le père du malade, du sirop d'ipécacuanha, afin d'obtenir des vomissemens avant mon arrivée et après la saignée locale que je croyais faite. Je n'arrive près de l'enfant qu'à quatre heures de l'après-midi; rien n'avait été mis à exécution : on avait craint de s'être trompé. Voici l'état où je trouve le malade : face rouge, pouls dur et fréquent, peau halitueuse, toux croupale, respiration sibilante, *anserine*, aphonie, anxiété, douleur à la région du larynx. (Application de neuf sangsues qui donnent beaucoup, sirop d'ipécacuanha par cuillerée tous les quarts d'heure.) A la troisième dose, vomissement de matières muqueuses. Diminution des accidens, la respiration prend le caractère du ronflement du chat; la toux est toujours rauque et profonde, mais moins fréquente. A minuit, paroxisme considérable, fièvre, agitation, face rouge, toux très-fréquente et croupale, respiration *anserine* et pénible. (Nouvelle application de sangsues, le 18 à une heure du matin, vomissemens par le même moyen.) Diminution des accidens, toux moins fréquente, respiration ronflante, l'aphonie continue. A sept heures du matin, l'enfant a plusieurs selles; il a vomi beaucoup de mucosités parmi lesquelles on distingue des fragmens de fausse membrane. Je prescris le calomélas, quatre grains toutes les trois heures, dans la vue d'entretenir la révulsion qui s'opère sur le gros intestin. (Potion kermétisée, deux petits vésicatoires sur les parties latérales du larynx.) Je quitte l'enfant dans cet état, le 18.

Les accidens augmentent le soir, la respiration devient plus difficile. La répétition du vomitif fait rendre une portion de membrane d'un blanc sale, large comme le doigt et de la longueur d'un pouce, avec une substance muqueuse moins concrète. Il résulte de cette évacuation un mieux marqué. L'espoir qui semble pouvoir renaître est bientôt déçu. La suffocation devient plus menaçante, l'anxiété est considérable, les muscles de tout le corps sont dans une activité extrême, il y a grincement de dents, le vomissement devient impossible; l'enfant, un quart d'heure avant d'expirer, se lève debout sur son lit et satisfait au besoin d'uriner.

39e OBSERVATION.

Le 26 janvier 1826, Delaître, âgé de six ans, est atteint du croup. Les parens, qui déjà ont observé cette maladie, me font appeler sur-le-champ. En effet, je reconnais la toux croupale, la respiration est déjà sibilante; mais aucun grand accident n'est encore développé : la peau, le pouls, le *facies*, sont dans l'état naturel. (Application de six sangsues à la région laryngienne, vomissement.) Dès le soir même, la toux était déjà catarrhale.

Le 27, l'état du petit malade continue d'être satisfaisant : la toux catarrhale dure encore quelques jours et cède à un traitement simple.

40e OBSERVATION.

Le 28 janvier 1826 (température froide, gelée, vent nord-est), Albert Leroy, âgé de cinq ans, éprouve dans la nuit une toux rauque, profonde et très-fréquente, que sa mère soupçonne être celle du croup. Appelé à sept heures du matin, j'acquiers la preuve que cette dame ne s'est pas trompée.

Le pouls est dans l'état normal, la peau n'a éprouvé aucun changement dans sa température; la respiration est déjà un peu sibilante et pourtant s'exécute assez facilement: en un mot, le croup est à son début. (Six sangsues à la région laryngienne, et le sirop d'ipécacuanha, par cuillerée tous les quarts d'heure, jusqu'à production du vomissement.)

Forcé d'être absent tout le jour, je ne revois l'enfant que le soir. La toux était devenue catarrhale et ne conservait rien du caractère croupal. L'enfant est guéri, il demande à manger, je permets une légère panade.

Il est bon d'observer que, pendant un voyage qu'il fit l'été précédent avec sa mère, ce petit garçon avait été atteint de la rougeole, laquelle fut concomitante d'une gastro-entérite très-aiguë, qui, non attaquée par les saignées locales, passa à l'état chronique que vint compliquer une coqueluche très-opiniâtre. Celle-ci cependant diminua; mais une gastro-entéro-mésentérite chronique subsistait. Le petit malade était, quand on le ramena à L'Aigle, dans un état de marasme qu'augmentait chaque jour une diarrhée considérable et très-fétide; le ventre était très-volumineux, tendu, douloureux, la peau sèche, aride, chaude, les traits de la face altérés, ridés, le pouls serré, dur et fréquent.

Le médecin qui l'avait traité avait conseillé, pour combattre ce désordre qu'il considérait comme le résultat de la faiblesse générale, le simarouba (*quassia simarouba*, L.) et d'autres toniques.

Ayant une idée toute différente de cette maladie, je l'attaquai avec les lavemens d'une solution d'amidon, l'usage des farineux préparés au lait, des fruits cuits, des panades, et une décoction d'orge gommeuse pour boisson ordinaire. En très-peu de temps, tous les accidens diminuèrent et bientôt cessèrent. L'enfant reprit de l'embonpoint, son teint recouvra le coloris rosé de l'enfance, la gaieté succéda à la tristesse et à la taciturnité, les organes de la digestion annoncèrent de la vigueur, le désir d'alimens plus substantiels fut satisfait; les viandes, les potages, un peu de vin furent permis; les forces se réparèrent promptement, et la guérison fut tellement complète, que je pus, dans le traitement du croup dont je viens de rapporter l'observation, ne pas négliger l'emploi du vomitif comme révulsif et auxiliaire de la saignée locale. Quoique le petit malade eût vomi deux fois très-abondamment, l'estomac n'en éprouva aucun dérangement, et la santé, depuis cette époque, a continué d'être bonne.

41e OBSERVATION.

Le 19 février 1826, la température étant humide et le vent soufflant ouest et sud-ouest, Antoine Guérin, âgé de quatre ans, à peine rétabli d'une coqueluche très-longue et très-opiniâtre qui avait donné des craintes pour sa vie, est atteint du croup sans signes précurseurs : je l'avais vu la veille; il était gai, la toux avait disparu, il avait bon appétit, sa mère me parlait de la suppression d'un exutoire que j'avais établi à l'un des bras.

Appelé le lendemain à huit heures du soir, je trouve le petit garçon dans l'état suivant : toux croupale bien caractérisée, respiration sibilante, dyspnée et anxiété considérables, menace de suffocation, face rouge, pouls dur et fréquent. (Six sangsues à la région du larynx, sirop d'ipécacuanha, par cuillerée tous les quarts d'heure, jusqu'à production du vomissement.) Je repasse chez le malade à dix heures; les sangsues ont produit une évacuation sanguine abondante; le vomissement n'a pas encore eu lieu, et pourtant la respiration est déjà libre et naturelle, la toux rare. On laisse couler le sang jusqu'à une heure du matin; la pâleur de la face et des lèvres détermine à arrêter l'hémorragie. Après mon départ, deux vomissemens d'une grande quantité de mucosités surviennent. (Tisane d'orge.)

Le 20, dans la nuit même, la toux a cessé d'être croupale et a passé à la nuance catarrhale.

Le matin, lors de ma visite, l'enfant est bien, tous les symptômes du croup ont disparu; le pouls cependant est fébrile, les pommettes un peu colorées, la respiration naturelle, la toux rare et catarrhale. A ma visite du soir, l'enfant est pâle, le pouls un peu dur et fréquent; la respiration n'est plus croupale, mais elle est courte; les bronches semblent envahies par l'inflammation. (Look blanc, tisane d'orge gommeuse.)

Le 21 au matin, la respiration est plus naturelle, plus grande; il existe encore de la fièvre. (Mêmes moyens thérapeutiques, lait coupé avec la tisane gommeuse, un lavement émollient, l'enfant n'ayant pas eu de selles la la veille.)

Le 22 au soir, la fièvre est plus forte, les pommettes sont colorées, la respiration tant soit peu gênée. Le malade crache des matières muqueuses épaisses. (Mêmes moyens.)

Le 23 au matin, il y a un mieux marqué; cependant l'enfant n'est pas sans fièvre : il continue de cracher, la respiration s'exécute bien. Le soir, il y a un peu plus de fièvre; les pommettes sont colorées.

Le 24, la fièvre a disparu, la toux catarrhale continue, l'expectoration est abondante et facile. Le mieux continue, et, vers les premiers jours de mars, la convalescence est confirmée. Il survient pourtant encore quelques quintes de toux, surtout le matin au réveil.

Le 20 avril suivant, la température étant

au-dessous de glace toutes les nuits, et le vent soufflant tantôt nord-nord-est, tantôt sud-est, le même enfant est repris de la toux croupale, la respiration est sibilante et très-difficile; il y a somnolence, face rouge, pouls fréquent et dur. (Six sangsues, sirop d'ipécacuanha.) La respiration devient plus facile, il existe un mieux marqué; mais, le 21 au matin, la toux est encore croupale, quoique la respiration s'exécute aisément. Je fais répéter le vomissement, on n'obtient que des matières muqueuses. A trois heures de l'après midi, la peau est moite, le pouls fréquent et dur, l'enfant a toujours de la disposition au sommeil; cependant on l'éveille avec facilité. Quoique la toux perde de son caractère croupal et passe à la nuance catarrhale, elle est encore rauque et profonde de temps en temps. (Tisane d'orge perlé avec le sirop de gomme.)

Le 22, apyrexie, respiration facile, toux croupale par intervalle. Les jours suivans, et même jusqu'au 17, la toux reprend, de temps en temps pendant la nuit, le son croupal; mais, le 28, ce caractère a totalement disparu, la toux catarrhale subsiste seule.

Cette opiniâtreté du son croupal de la toux tient, suivant moi, à ce que j'ai négligé une seconde application de sangsues, qui déjà était suffisamment indiquée par l'état de somnolence. Je ne me rappelle pas quel motif me porta à ne pas la faire.

42e OBSERVATION.

Le 15 mars 1826 (le vent soufflait depuis plusieurs jours *est-nord-ouest*, et était passé alternativement du *sud-ouest* à *l'est* et au *nord-est;* dans la nuit du 13 au 14, une pluie très-froide mêlée de grêlons avait raffraîchi l'atmosphère; le matin, il était tombé un peu de neige, le froid était piquant), je suis appelé à une heure et demie du matin, pour Célestine Guillemain, âgée de sept ans. Elle a une toux rauque, grave, profonde, la voix enrouée, la respiration déjà un peu sibilante, le pouls est fréquent, la face ne présente rien d'insolite. (Huit sangsues à la partie antérieure du larynx, sirop d'ipécacuanha.) On obtient trois vomissemens de matières muqueuses, les piqûres donnent beaucoup de sang.

A ma visite du jour, tous les accidens ont disparu. Immédiatement après l'application des sangsues, la toux croupale cesse, la respiration s'exécute librement. (Tisane d'orge gommeuse.)

Le 16, l'enfant ne tousse plus ; je permets des alimens.

43e OBSERVATION.

Les 18, 19 et 20 mars 1826 sont marqués par des giboulées de grêle, de neige et de pluie très-froide ; le 19, Eugène Émangard, âgé de neuf ans, a une toux extraordinaire ; il était onze heures du soir : sa sœur qui avait eu le croup trois fois, entend cette toux qu'elle reconnaît. Elle vient m'en prévenir, je vais promptement à la chambre de mon fils. La toux rauque, rapeuse, profonde, est fréquente ; la respiration est déjà difficile et sibilante ; l'enfant se plaint de mal à la gorge, il indique le larynx, la voix articulée est enrouée. (Dix sangsues, trois onces de sirop d'ipécacuanha.) Les piqûres donnent beaucoup de sang ; on n'obtient que le vomissement des alimens. Cependant, à une heure du matin, la toux cesse, la respiration devient plus facile, l'enfant s'endort, tous les accidens ont disparu.

Vers le point du jour (cinq heures du matin), retour et fréquence de la toux croupale.

Prescription. Tartrate de potasse antimonié gr. ij, dans eau distillée, trois onces; sirop d'ipécacuanha, une once, à prendre par cuillerée tous les quarts d'heure, jusqu'à production du vomissement. Les deux premières cuillerées en procurent trois. Au milieu de mucosités abondantes, on remarque quelques petits lambeaux de concrétions plus consistantes que le mucus ordinaire.

Depuis ce moment le mieux s'établit, la toux cesse totalement : je permets une petite soupe. (Tisane d'orge perlé sucrée.)

Nota. La veille de l'invasion du croup, Eugène avait été un peu enrhumé. Je n'ai pas observé d'autre signe précurseur.

44e OBSERVATION.

Depuis plusieurs jours le vent soufflait nord-nord-est et était passé au nord-ouest; le 29 mars, le temps fut pluvieux. Ce jour, Stéphanie Prieur, âgée de huit ans, est prise, à deux heures du matin, de la toux croupale : l'invasion est très-brusque, respiration sibilante, dyspnée considérable; cependant la face, le pouls et la température de la peau, ne présentent encore rien d'insolite. Une toux de rhume a précédé pendant un jour. (Huit sangsues à la région du larynx, sirop d'ipécacuanha.) On laisse couler le sang jusqu'à sept heures. La toux ne conserve plus alors rien du caractère croupal; elle est catarrhale.

A ma visite du soir, je trouve de la fièvre. On a donné trop d'alimens à l'enfant. La toux est sèche et fréquente. (Tisane d'orge gommeuse, diète.)

Le 30, mieux, convalescence.

45e OBSERVATION.

Le 17 mai 1826, le vent ayant soufflé *nord-est* depuis quinze jours, devient *nord-ouest;* Souchey-Guilloux, âgé de vingt-sept mois, présente, à une heure du matin, les symptômes suivans : face rouge, peau brûlante, somnolence, toux croupale, respiration *anserine.* (Six sangsues, sirop d'ipécacuanha.) Les piqûres donnent beaucoup, on obtient quatre vomissemens muqueux.

Dès le matin, la toux n'est plus croupale, elle est catarrhale. Le soir, il y a encore de la fièvre.

Le 18, apyrexie; toux rare et catarrhale. (Tisane d'orge perlé gommeuse.)

46e OBSERVATION.

Le même jour, 17 mai 1826, Adelina Deschamps, âgée de vingt-six mois, est atteinte de la même maladie : somnolence, toux croupale, face rouge, respiration sibilante. (Quatre sangsues, boissons délayantes.)

Le mieux existe dès le soir, la toux est déjà devenue catarrhale.

Cette observation est une nouvelle preuve que l'usage des vomitifs n'est pas indispensable dans le traitement du croup. Cependant, quand les accidens résistent à la première saignée locale et que ce moyen de révulsion n'est pas contr'indiqué, on doit y avoir recours.

47e OBSERVATION.

La température étant très-chaude, avec pluies d'orage, le 1er juillet 1826, le vent ayant passé de *sud-sud-est* au *nord-est*, la petite Guillemare, âgée de cinq ans, offre les symptômes suivans : toux croupale, fièvre, somnolence, face rouge, peau chaude;

respiration tantôt sibilante, tantôt ronflante. (Six sangsues.)

Le 3, la toux est moins fréquente, elle cesse tout à fait à trois heures du matin; l'enfant dort, la respiration reste ronflante, il n'y a point d'anxiété. J'administre le sirop d'ipécacuanha : j'obtiens deux vomissemens abondans de mucosités.

A six heures, la respiration est toujours ronflante, mais facile; la face est pâle, cependant le pouls élevé.

Le 4, tous les accidens ont disparu.

48e OBSERVATION.

Élisa Guéret, âgée de douze ans et demi, le 16 septembre 1826, éprouve, à une heure du matin, une toux qu'elle reconnaît pour être celle du croup, parce que l'année précédente elle avait été attaquée de la même maladie. Appelé près de la malade aussitôt, voici ce que j'observai : toux croupale très-fréquente, respiration sibilante et très-pénible, pouls serré et fréquent, anxiété. (Douze sangsues à la région du larynx.)

On donne le sirop d'ipécacuanha sans mon ordre, et lorsqu'à sept heures du matin la toux rarement croupale passait au caractère catarrhal. Il ne fut que superflu et put être administré sans inconvénient, la langue n'annonçant point d'irritation gastrique.

Nota. Le vent souffle nord-est depuis plusieurs jours, il gèle pendant les nuits, et fait une chaleur considérable le jour.

49e OBSERVATION.

Le 26 septembre 1826, le vent soufflant sud-ouest, la température étant chaude et humide, Louis Blesteau, âgé de six ans, d'une bonne constitution, éprouve une dyspnée considérable à six heures du matin, avec une toux que ses parens trouvent extraordinaire. Je suis appelé sur-le-champ; voici ce qui s'offre à mon observation: enrouement, toux rauque et profonde, croupale, respiration sibilante, *anserine*, anxiété; rien d'insolite dans le pouls et dans la température de la peau. (Huit sangsues à la partie antérieure de la gorge.) Elles donnent beaucoup. Il survient trois vomissemens spontanés. Dès le soir, la toux n'est plus croupale. Les jours suivans, la maladie ne laisse d'autre trace qu'une toux catarrhale. L'enfant s'est bien porté depuis.

Encore un exemple d'un croup dont l'invasion brusque présente beaucoup de gravité, et qui, attaqué sur-le-champ, cède presque instantanément à la saignée locale.

50e OBSERVATION.

Le temps étant humide et froid, un vent nord-ouest ayant succédé au sud-sud-ouest, Élisa Gatey, âgée de trois ans, avait, depuis le 29 octobre 1826, une toux extraordinaire qui inquiétait les parens; elle était tellement rare, que ce ne fut que le 30 au matin que je parvins à l'entendre et à la reconnaître pour croupale. La respiration avait été très-laborieuse pendant la nuit et sibilante; elle était devenue moins pénible au moment de ma visite, mais avait conservé le caractère que j'ai désigné par l'expression d'*anserine*. Il y avait de la fièvre, de la somnolence, la peau était chaude, la face rouge. (Quatre sangsues à la région du larynx, vomissement provoqué par le sirop d'ipécacuanha à six heures du matin.) Les piqûres donnent beaucoup de sang que l'on n'arrête que lorsque l'enfant devient pâle; il y a deux ou trois vomissemens.

Dès deux heures de l'après-midi, la toux est catarrhale.

Le 31, apyrexie, convalescence.

Le 1er novembre, son frère, âgé de quatre ans et couchant dans la même chambre, est atteint de cette maladie et absolument de la même manière. Les moyens cités sont employés et un égal succès obtenu.

51e OBSERVATION.

Le 31 octobre 1826 (même température), Zelina Deschamps, âgée de deux ans et demi, est prise, à onze heures du soir, de la toux croupale que sa mère reconnaît, cet enfant ayant déjà éprouvé le croup une fois. La respiration est sibilante, il y a enrouement de la voix articulée, face rouge, peau chaude, pouls fréquent et fort, délire. Je fais appliquer au cou quatre sangsues qui donnent beaucoup. Tous les accidens se calment promptement, la toux devient catarrhale.

Le 1er novembre, à ma visite, l'enfant est très-bien ; il conserve seulement un peu de toux catarrhale.

52e OBSERVATION.

Le 31 octobre 1826, Émelina Baudouin, âgée de deux ans et demi, a dans la nuit une toux rauque, profonde, rapeuse, que sa mère soupçonne être celle du croup, l'ayant déjà observée sur sa fille aînée le 8 novembre 1822. Je suis appelé et je confirme l'opinion de cette dame. L'enfant n'a rien perdu de sa gaieté; la face, la peau, le pouls, sont encore dans l'état normal; la respiration est sibilante par intervalle et quelquefois ronflante.

Le 1er novembre, à six heures du matin, les accidens augmentent d'intensité. Je fais appliquer quatre sangsues à la région du larynx. Les piqûres donnent beaucoup de sang. Ce moyen fut suffisant pour faire disparaître dans la journée tous les signes du croup. Il resta seulement un peu de toux catarrhale que des boissons gommeuses calmèrent très-promptement.

53e OBSERVATION.

Le 22 janvier 1823, la température étant froide et humide, le vent soufflant *ouest*, Ferdinand Mesnil, âgé de trois ans, d'une constitution molle, portant au pied droit un gonflement des os du tarse (scrofules), est atteint du croup. Cet enfant habitait la campagne; ses parens, qui n'avaient point eu d'occasion d'observer cette maladie, laissèrent passer le premier accès en lui donnant des secours généraux. Les accidens s'étant calmés, on le crut guéri; mais, le 23 au matin, nouvel accès : je suis appelé; la toux est croupale et presque aphonique, la respiration bruyante, *anserine*, l'anxiété extrême, la face pâle, le pouls dur et fréquent. (Application de six sangsues au larynx, vomissement, mixture et cérat de Réchou, vésicatoire au larynx, dans la nuit répétition des sangsues et continuation des autres moyens.) Ce n'est que le 24 au matin que le mieux est annoncé par une abondante expectoration de matières *mixagènes* et *piogènes*. Des boissons gommeuses furent substituées aux moyens actifs que j'avais employés, et le rétablissement ne se fit pas attendre long-temps.

Quinze jours après, nouvel accès de croup; mais cette fois la maladie, reconnue à temps et attaquée au début par les sangsues et le vomissement, ne résiste point.

54e OBSERVATION.

Le 6 décembre 1826, la température étant humide, le vent soufflant ouest et sud-ouest alternativement, Bisson, âgé de sept mois et à la mamelle, est pris, à sept heures du soir, d'une toux qui inquiète les parens. Appelé, je m'y rends sur-le-champ, et voici les symptômes qui s'offrent à mon observation : toux rauque et profonde, respiration *anserine*, commencement d'anxiété; cependant l'enfant conserve encore de la gaieté. Le pouls est dur et fréquent, la face dans l'état normal. (Application de trois sangsues à la région du larynx.) On laisse saigner les piqûres qui donnent beaucoup. A peine cette évacuation est-elle faite que les accidens disparaissent. Le lendemain, à ma visite, il ne restait qu'une légère toux catarrhale.

55e OBSERVATION.

Le 13 février 1827, le dégel de la journée, quoique le vent ait soufflé nord-est, est suivi du retour de la gelée, le soir, accompagnée de neige; Gorge, âgé de deux ans, fort, éprouve beaucoup de dyspnée; la respiration est bruyante et rauque, la toux croupale, la face très-rouge, la peau chaude; il existe beaucoup d'anxiété. (Application de quatre sangsues à la région du larynx.) A peine le sang a-t-il coulé que la respiration devient facile. Le lendemain 14, l'enfant est bien; mais la toux conserve le caractère croupal. (Sirop d'ipécacuanha, par cuillerée tous les quarts d'heure, jusqu'à production du vomissement.) La toux devient catarrhale.

La figure étant un peu pâle, la fièvre nulle, la respiration facile; la toux étant le seul symptôme subsistant qui indiquât un reste d'inflammation de la membrane muqueuse du larynx, je me crus fondé à n'employer qu'une révulsion sur l'estomac. Ce moyen ayant quelquefois assez d'efficacité pour arrêter un croup commençant, je pensai que celui qui était en chemin de résolution devait recevoir la même influence, et l'événement vint confirmer mon raisonnement. Je tins, avec un pareil succès, la même conduite à l'égard de mon fils et de Jules Primois. (Voir les obs. 43e, 16e, 58e.)

56e OBSERVATION.

(Voir l'état de la température à l'observation suivante.)

Moreau, âgée de huit ans et forte pour son âge, est atteinte du croup le 2 février 1827, à cinq heures du matin. Je ne suis appelé qu'à sept heures et demie : alors face rouge, pouls dur et fréquent, peau chaude, dyspnée considérable, respiration bruyante, toux croupale. (Dix sangsues à la région du larynx, boissons gommeuses.) La mère de cette petite fille l'avait fait vomir dès qu'elle s'était aperçue de l'existence de la maladie : cependant les accidens n'avaient pas diminué d'intensité, ce qui prouve que ce moyen n'est pas toujours suffisant. Après cette saignée locale abondante, tout rentre dans l'ordre ; il ne reste qu'une toux catarrhale que je combats avec les boissons mucilagineuses et gommeuses, et qui disparaît dans quelques jours.

57e OBSERVATION.

Toute la fin de janvier 1827 avait été froide, le thermomètre de Réaumur était descendu à huit et neuf degrés au-dessous de glace, le vent soufflant *nord-est*. Le 31, la température s'adoucit, le vent est *sud*, le dégel commence et continue le 1er février; mais, dans la nuit du 2, retour de la gelée et du vent *nord-est* soufflant violemment.

A cinq heures du matin, Zelina Deschamps (voir la 51e obs.) est prise du croup qu'elle avait déjà eu le 31 octobre précédent. La maladie présentant beaucoup d'intensité, je suis demandé et je m'y transporte de suite.

La respiration est bruyante et pénible, la toux rare mais croupale, l'anxiété considérable, le pouls vif, la face rouge. (Six sangsues.) On laisse couler le sang jusqu'à ce que la pâleur de l'enfant et la menace de syncope se manifestent. Immédiatement après cette évacuation sanguine, tous les accidens cessent, il ne reste qu'une toux catarrhale. Le lendemain 3, je permets du lait sucré. Le soir, fièvre, la toux bronchique augmente. (Diète, look blanc.)

Le 4, apyrexie; je fais donner des petites soupes.

58e OBSERVATION.

Le 4 mars 1827, une gelée nocturne ayant succédé à la pluie et au vent d'ouest, Deschamps, âgé de treize ans, éprouve une toux extraordinaire et une difficulté de respirer toujours croissante. Élève de la maison d'éducation de M. B., où se trouve aussi Alphonse Morel, sujet de la 34ᵉ observation, celui-ci reconnaît le croup et je suis mandé. La toux croupale, la respiration devenue sibilante, la rougeur de la face et la dureté du pouls me déterminent de suite. Douze sangsues sont appliquées au cou, et je conseille une tisane d'orge perlé sucrée ou miélée.

Le 5, la respiration est libre, la toux rare mais encore croupale. (Sirop d'ipécacuanha, par cuillerée tous les quarts d'heure, jusqu'à production du vomissement.) Tous les signes du croup disparaissent.

Le 6, dans l'après-midi, le malade a de la fièvre; il se manifeste, surtout au tronc et aux bras, une éruption que je présume être la scarlatine régnant épidémiquement dans le même temps. (Même tisane, diète absolue.)

Le 7, la maladie ne laisse plus de doute sur sa nature et parcourt ses périodes sans orage, ce qui probablement est dû à la saignée locale qu'avait nécessitée l'apparition antérieure du croup.

Cette observation vient à l'appui de cette assertion que j'ai avancée, que je ne pensais pas que les phlegmasies cutanées déterminassent le croup consécutivement et pussent être considérées comme une des causes du développement de cette maladie, puisqu'ici c'est la scarlatine qui a succédé au croup.

59e OBSERVATION.

Le 5 mars 1827, Rault, âgé de quatre ans, est atteint du croup; la toux est fréquente et caractéristique, la respiration déjà très-difficile, la face rouge, le pouls dur et fréquent. (Huit sangsues à la région du larynx.) Cette saignée locale, quoiqu'abondante, n'est pourtant pas suffisante, car, quoique la respiration soit devenue facile, la face est encore très-colorée et le pouls fort.

La journée du 6 se passe assez bien; mais le 7 au matin, la face est encore rouge, la toux croupale, la respiration déjà *anserine*; j'ordonne huit nouvelles sangsues, dont quelques-unes donnent jusqu'au 8 à cinq heures du matin. La face est pâle; le pouls plus lent quoiqu'il ne soit pas très-faible; tous les accidens ont disparu. Le lendemain, l'enfant peut se lever et marcher dans sa chambre; je permets des alimens.

60e OBSERVATION.

Le 20 mars 1827, je suis mandé pour Bunel, âgé d'onze ans; il était huit heures du matin et l'enfant était malade dès la veille, mais l'affection avait été méconnue. La respiration est sibilante, la toux rauque, la voix presque aphonique; la face est colorée, fièvre. (Application de douze sangsues au cou, boissons délayantes et gommeuses.) La dyspnée diminue; cependant la toux reste croupale et la fièvre subsiste.

Le 21, douleur pleurétique considérable, cessation des symptômes du croup. (Application de douze sangsues sur le côté.) Rémission des symptômes, respiration facile; je remarque que la voix est restée aphonique.

Le 22, le mieux se soutient; il existe cependant encore un peu de douleur thoracique. (Application d'un cataplasme émollient sur ce point.)

Le 23 dans la nuit, délire, face rouge et animée, soubresauts de tendons, pouls dur, peau chaude. (Seize sangsues à la base du crâne; les piqûres donnent beaucoup de sang.) Cessation du délire et des autres signes de l'arachnitis, respiration libre, mais voix toujours aphonique.

Le 24, retour de la douleur pleurétique, dyspnée considérable, pouls dur, anxiété, crachats sanguinolens, le tissu pulmonaire paraît envahi. (Saignée du bras jusqu'à défaillance, potion gommeuse, tisane d'orge perlé.) Dès le soir, la gravité des accidens diminue. Les jours suivans, le malade va de mieux en mieux, je puis bientôt permettre des alimens; au commencement d'avril, l'enfant se promène. Il a recouvré une très-bonne santé. (1)

Si je n'avais pas combattu les accidens cérébraux, j'aurais probablement eu la terminaison par hydrocéphale que M. Jurine de Genève regarde comme possible et dont il rapporte deux exemples.

---

(1) Il est à remarquer que, chez ce sujet, quoique la toux et la respiration croupale eussent complétement disparu et lorsque la convalescence s'annonçait franchement, la voix était restée aphonique. Ce symptôme a diminué progressivement; mais, au moment ou j'écris, il existe encore un peu d'enrouement.

CHAPITRE Ier.

HISTOIRE DU CROUP, DÉFINITION, SYNONYMIE.

Le croup a reçu, de presque tous les auteurs qui ont traité ce sujet, et dans les différentes régions où il a été observé, des noms analogues à l'idée qu'ils s'en faisaient, ou relatifs à quelques symptômes saillans de cette maladie. Ainsi Van-Bergen l'a appelée *morbus truculentus*, Home *croup*, Mead *cynanche trachealis*, Crawford *cynanche stridula*, Vicq-d'Azyr *angine polypeuse*, Pickel *angina membranacea*, Giraudi *angine trachéale*; un moderne, le docteur *Blaud*, vient de lui assigner le nom de *laryngo-trachéite*, dénomination qui ne peut s'appliquer à tous les cas, puisque le croup peut devenir mortel quoique borné au larynx. (10e obs.)

Au reste, peu importe comment on appelle une maladie, pourvu que les signes qui la font reconnaître soient bien décrits; et, quoique le mot *croup*, que l'on dit écossais, ne rappelle, dans notre langue, rien à l'esprit qui peigne ces signes, il suffit qu'on s'entende sur l'acception qu'on est convenu de lui donner, pour qu'il me paraisse inutile de recourir au néologisme. « Il n'y a rien de plus « permis que de donner, à une chose qu'on a « clairement désignée, un nom tel qu'on voudra : il faut seulement prendre garde qu'on « n'abuse de la liberté qu'on a d'imposer des « noms, en donnant le même à deux choses « différentes » (1). C'est sous l'ancienne dénomination de *croup* que je parlerai de la maladie dont je m'occupe.

Si l'on excepte un passage d'Hippocrate, on ne trouve dans les auteurs grecs ou latins aucune preuve qu'ils aient connu ou observé le croup : « Anginæ quæ neque in collo, ne« que in faucibus, quicquam conspicuum fa« ciunt, verùm suffocationem vehementem « inducunt, eâdem die et tertiâ occidunt ». (Prænot. sect. 3, edent. Vanderlinden.)

Dans le croup, en effet, rien n'est apparent ni au cou, ni dans la gorge, à moins que l'inflammation des tonsilles, du pharynx ou de l'arrière-bouche ne complique cette maladie. On n'observe ni de tumeur, ni de rougeur, comme dans les autres angines; le danger est

(1) Pensées de Pascal, 1re part., art. 2.

dans le larynx. Soustrait à notre investigation, il ne nous est connu que par l'altération de la voix et de la respiration : mais ce passage du père de la médecine peut également s'appliquer à l'asthme convulsif des enfans.

Le 35e aphorisme de la 4e section a été également cité comme une preuve qu'Hippocrate avait connu le croup. « *Si à febre occupato, collum repentè obversum fuerit et vix deglutire poterit, tumore non existente, lethale est.* » (Ed. Vanderlinden.) On aurait pu de même rappeler le 34e aphorisme de la même section : « *Si à febre occupato, tumore non existente in faucibus, suffocatio derepentè contingat, lethale est* » *(ibid.)* Mais que cette affection ait été ou non connue du temps d'Hippocrate, ce qu'on en dirait ne serait qu'un objet de pure curiosité et tout au plus nécessaire à la preuve que le croup n'est pas une maladie nouvelle.

Si, comme nous le verrons, la disposition des lieux habités, l'influence qu'ils reçoivent des variations brusques de l'atmosphère et notamment de l'humidité froide succédant à une température plus élevée, sont les causes physiques les plus fréquentes du croup, quel dut être le ravage causé par cette maladie, aux temps qui, dans les Gaules, précédèrent la marche de la civilisation! Avant l'invasion des Romains, et lorsque les Druides enseignaient aux peuples ignorans le mépris de la vie terrestre, et leur faisaient chercher dans la mort une vie meilleure, ces prêtres, seuls dépositaires du peu de connaissances médicales de ces temps de barbarie, n'avaient recours qu'à des pratiques superstitieuses et à l'usage de quelques plantes, telles que la *verveine*, la *camphrée* et surtout le *gui de chêne* (1). Un intérêt plus grand attaché à la santé, des recherches sur une maladie qui pouvait moissonner l'espoir d'une génération, étaient bien moins utiles à ces sacrificateurs d'hommes, que le fanatisme qui formait les Brennus, incendiait Rome et faisait trembler le Capitole.

---

(1) Non est omittenda in eâ re et Galliarum admiratio. Nihil habent Druidæ (ita suos appellant magos) visco, et arbore in quâ gignatur (si modo sit robur), sacratiùs.... Fœcunditatem eo poto dari cuicumque animalium sterili arbitrantur, contrà venena omnia esse remedio : tanta gentium in rebus frivolis plerumquè religio est. (Plin. natur. hist. lib. XVI.)

Même lors de l'établissement des Francs, quand l'introduction de la religion chrétienne avait adouci les mœurs des Gaulois, et qu'un certain ordre régissait déjà la société, aucune précaution n'était prise non-seulement contre cette maladie si meurtrière, mais « il n'y avait en quelque sorte aucune vallée où l'on ne vît des marais remplis de joncs, des eaux croupissantes, des mares infectes, d'où s'élevaient pendant les nuits des miasmes pestilentiels. Les hivers étaient, dans ces contrées, bien plus froids qu'aujourd'hui, parce qu'elles étaient encore couvertes en grande partie de forêts élevées, qui condensaient les vapeurs, arrêtaient les nuages, empêchaient la chaleur du soleil de parvenir jusqu'à la surface de la terre, multipliaient les pluies et rapprochaient la température de ces pays mal cultivés de celle que l'on remarque encore dans le Canada et dans les autres portions de l'Amérique septentrionale situées vers les mêmes latitudes. Pendant l'été, la chaleur était extrême dans les vallons étroits, où des bois épais empêchaient les vents de renouveler un air brûlant et chargé de vapeurs funestes. Les fleuves et les rivières, peu contenus dans leurs lits, surmontaient souvent leurs rivages et portaient, dans tous les endroits un peu enfoncés et voisins de leurs bords, des eaux qui y devenaient bientôt stagnantes et corrompues. C'était presque toujours au fond de ces vallées dangereuses, auprès de ces eaux insalubres, sur le bord de fleuves et de rivières fréquemment grossis par les averses, et au milieu d'arbres entassés, qu'on plaçait les monastères, les villages, les villes et même les résidences des grands et des rois » (1).

L'éducation physique des Germains, en rendant les enfans forts et vigoureux, a dû les soustraire jusqu'à un certain point à ces influences. Leur vie, partagée entre l'agriculture et la guerre, disposait à un développement de forces extraordinaire. Les droits de propriété étaient encore inconnus; la cupidité et l'avarice ne scellaient pas les unions (2), on ne voyait pas la jeunesse s'allier à la décrépitude, l'infirmité à la maladie,

---

(1) Lacépède, Hist. de l'Europe, tom. 2, pag. 395.

(2) Argentum et aurum propitii aut irati dii negaverint, dubito. Possessione et usu haud perindè afficiuntur. (Tacit. de moribus Germanorum.) Dotem non uxor marito. (Ibid.) Plusquè ibi boni mores valent quàm alibi bonæ leges.

et produire des générations dégradées et valétudinaires que la médecine défend en vain contre les causes de morts prématurées. Habitant les lieux les plus froids, n'ayant pour vêtement que des dépouilles d'animaux qui laissaient la plus grande partie de leur corps à découvert, s'accoutumant à de fréquentes immersions dans les fleuves, vivant de lait et du produit de leurs chasses; comment ces hommes ne seraient-ils pas devenus grands et robustes? (1)

Si l'éducation physique donnait à leur corps cette vigueur qu'on ne rencontre plus que dans les classes laborieuses des agriculteurs ou des pauvres chez les nations civilisées, la liberté, dont ils jouissaient dès leur enfance et qui était leur bien le plus précieux, contribuait, en élevant leurs âmes, à rendre ces nations belliqueuses invincibles, quand elles défendaient leurs familles et leur indépendance, et à les soustraire aux influences

(1) Neque (Germani) multùm frumento, sed maximam partem lacte atque pecore vivunt, multùmque sunt in venationibus : quæ res et cibi genere et quotidianâ exercitatione et libertate vitæ (quod à pueris nullo officio aut disciplinâ assuefacti nihil omninò con-

qui tuent nos enfans trop soignés. Comment en effet ces petits sibarites, qu'on a soin d'élever dans l'édredon, ne seraient-ils pas atteints de rhumes, de catarrhes, de croups, lorsqu'ils se trouvent soumis à l'action du moindre froid humide? Comment des estomacs, privés le plus souvent, dès la naissance, du bienfait de l'allaitement maternel, et auxquels on assigne plus tard la mesure, la nature des alimens pour remédier à un désordre presque toujours irréparable, ne seraient-ils pas dérangés par le moindre abus de régime? Comment enfin ces êtres, affaiblis par le luxe et l'habitude d'obéir à tant de petites précautions, deviendraient-ils des hommes comme les anciens Germains (1), et seraient-ils ca-

trà voluntatem faciant), et vires alit, et immani corporum magnitudine homines efficit. Atque in eam se consuetudinem adduxerunt, ut locis frigidissimis, neque vestitûs præter pelles habeant quidquam, quarum propter exiguitatem, magna est corporis pars aperta, et lavantur in fluminibus. (Cæsar. de bell. gall. comment. lib. IV.)

(1) In omni domo nudi ac sordidi, in hos artus, in hæc corpora quæ miramur, excrescunt. Sua quemque mater uberibus alit, nec ancillis ac nutricibus delegantur. Dominum ac servum nullis educationis delitiis

pables, quand la patrie les reclame, de supporter les fatigues et les privations des camps?

En parcourant les nombreuses observations que j'ai recueillies sur le croup, je ne trouve que des enfans dont les parens, riches ou dans l'aisance, portent à ceux-ci des soins que rend impossibles la pauvreté laborieuse. Et cette remarque est d'autant plus importante qu'on peut en tirer cette conclusion : que *le meilleur moyen d'éviter cette terrible maladie est d'accoutumer les nouveaux nés, et à mesure qu'ils se développent, à braver de bonne heure les différentes vicissitudes atmosphériques.*

Avant que Charlemagne fondât l'école de Salerne, et depuis la mort d'Alexandre de Tralles, les ouvrages des médecins ne se ressentaient nullement du génie d'observation du père de la médecine : ils présentaient un mélange monstrueux et incohérent, « *une réu-*

---

dignoscas. Inter eadem pecora, in eâdem humo degunt; donec ætas separet ingenuos, virtus agnoscat. Sera juvenum Venus, eòque inexhausta pubertas : nec virgines festinantur; eadem juventa, similis proceritas; pares validæque miscentur; ac robora parentum liberi referunt. (Tacit. de moribus Germanorum.)

nion barbare d'idées absurdes, d'erreurs grossières, de pratiques superstitieuses » (1). Il ne faut donc pas s'attendre à rencontrer dans les travaux de ces temps d'ignorance rien qui ait trait à la maladie dont nous nous occupons; et d'ailleurs comment jusqu'en 1315, aurait-on constaté les altérations que cette maladie laissait après elle, puisque, depuis Hérophile et Erasistrate, c'est-à-dire depuis dix-sept siècles de préjugés funestes, d'erreurs et d'idées religieuses mal interprétées, on n'avait pas osé porter le scalpel sur la dépouille mortelle de l'homme. Encore, quand *Mondini de Luzzi* osa donner aux autres universités l'exemple du mépris pour les superstitions, un obstacle puissant enraya la marche de la science et retarda l'heureuse application de l'anatomie à la médecine. L'astrologie judiciaire, dont les succès toujours agissant sur des imaginations avides de lire dans l'avenir, s'opposait au progrès de la raison; les écrits d'Averrhoës et des autres Arabes, en introduisant dans les écoles le goût d'une subtile métaphysique, avaient reculé le temps où l'humanité devait jouir

(1) Lacépède, loc. cit.

du bienfait que lui offrait le professeur de Bologne.

Il faut arriver jusqu'au 16me siècle pour trouver la description d'une maladie qui ait de l'analogie avec le croup. L'ouverture des voies aériennes, faite par un chirurgien en l'absence de *Baillou*, fit voir dans la trachée-artère une fausse membrane qui fut considérée comme cause de la suffocation et caractérisa la *maladie inconnue* (*morbo incognito*, Ballon.) par laquelle quatre enfans avaient été enlevés. On traverse presque deux siècles pour obtenir une description bien faite de cette maladie, qui régna épidémiquement à Crémone (1). Martin *Ghisi* ne put cependant faire qu'une ouverture; mais il cite plusieurs enfans qui avaient expectoré des fragmens membraniformes.

C'est en 1765, que cette maladie reçut en Écosse le nom de *croup*, qu'elle conserve de nos jours, et qu'il me paraît fort inutile de changer, comme je le disais plus haut. *Home* est donc celui qui, après *Ghisi*, a le mieux signalé cette affection. Vient, en 1778, *Mi-*

(1) Istoria delle angine epidemiche degli anni 1747 et 1748. (Ghisi.)

chaëlis, qui, réunissant les faits recueillis par le médecin de Crémone, par *Vanbergen*, *Zobel* et *Wilke*, composa sur le croup un ouvrage estimé.

Il résulte des recherches faites, que les pays du nord sont ceux où le croup est le plus fréquemment observé, surtout ceux voisins de rivières sujettes à des débordemens. Comme les mêmes causes doivent produire les mêmes effets, je ne doute pas que de tous temps, à L'Aigle et dans les lieux qui offrent la même disposition topographique, cette maladie n'ait sévi plus ou moins, selon le nombre et l'activité des modificateurs.

Lorsque je débutai dans cette ville, il y a vingt-deux ans, plusieurs enfans périrent du croup méconnu par les vieux médecins. Les symptômes existans, et qui, sur le simple narré qu'on m'en faisait, caractérisaient la maladie, étaient attribués à la présence des vers, et on agissait en conséquence. J'annonçais la mort de l'enfant si on s'en tenait à cette médication et je ne me suis jamais trompé. Il y a douze ans, à mon retour de l'armée, appelé en consultation pour l'enfant de M. Fleury Louis, négociant, dont la maladie avait été méconnue, je trouvai le petit malade dans un état de suffocation menaçante, la respiration était laborieuse et sibilante, la toux croupale et aphonique, il y avait de l'assoupissement. Les médecins ordinaires me proposaient le moxa, parce qu'ils ne fixaient leur attention que sur les symptômes cérébraux. Tout moyen devenait superflu, la mort était inévitable. Je leur fis voir, à l'autopsie, la membrane croupale tapissant le larynx et une partie de la trachée-artère.

Quand j'eus fixé l'attention des vieux médecins sur les signes qui font reconnaître le croup, cette maladie devint plus fréquente ; les vers, qu'on accusait de la mort de tant d'innocentes victimes, parurent moins souvent coupables ; on détruisit moins d'appareils digestifs, pour prévenir cette affection ; on produisit moins de gastro-entérites, d'atrophies mésentériques, par l'usage immodéré et ordinairement intempestif des prétendus vermifuges, et on guérit des croups.

Je suis convaincu que si des observations moins nombreuses de cette maladie ont été recueillies dans le nord de la France, notamment dans l'ancienne Normandie (1), dans

(1) Ce qui vient à l'appui de mon assertion, c'est

la Bretagne et le long du rivage de la Manche, c'est que les médecins ne se sont point donné la peine d'en faire; c'est que les traditions vulgaires sur cette angine étaient adoptées sans examen, et qu'il était plus facile de convenir avec la multitude que les vers avaient *étouffé* un enfant, que de faire des recherches sur les causes d'une terminaison aussi rapide qu'effrayante. Il faut convenir aussi que les ouvertures étaient obtenues avec tant de difficultés dans les provinces en général, qu'une foule de cas précieux sont ensevelis avec les cadavres qui les recélaient. Ces difficultés s'aplanissent depuis que la raison et la vérité ne réclament plus en vain leur empire, et que la civilisation, étendant ses bienfaits aux diverses classes de la société, fait justice de toutes les superstitions. Je ne doute pas qu'avec ce secours indispensable à la marche assurée de la science, il ne sorte, de tous les points de la France, des documens très-utiles recueillis dans la médecine civile.

Ce qu'il y a de très-surprenant dans l'histoire du croup, c'est que tant d'auteurs,

---

que M. Lechevrel a publié vingt-sept observations de croup faites au Hâvre de 1804 à 1811.

d'ailleurs si recommandables, aient pu avoir des opinions si différentes sur le siége et la nature de cette maladie. Le caractère de la toux et de la respiration, la marche des symptômes depuis la raucité de la voix jusqu'à l'aphonie, le mouvement automatique du malade qui porte sa main à sa gorge, quand la dyspnée augmente ou qu'il y a de la douleur, l'action de jeter sa tête en arrière pour aspirer une plus grande quantité d'air en élargissant la glotte par la tension, tous ces signes, pour peu qu'on ait eu de données physiologiques sur la production de la voix et le mécanisme de la respiration, auraient dû dès long-temps diriger les recherches des praticiens vers le larynx. C'est en effet cet organe qui est primitivement affecté, la trachéite qui l'accompagne quelquefois n'est qu'une extension de la première maladie. Que celle-ci soit bornée au larynx, ou qu'elle s'étende plus loin, elle ne change point de nature; c'est une inflammation de la membrane muqueuse qui revêt le canal aérien, donnant pour résultat l'épaississement de cette membrane ou la formation d'une concrétion d'un blanc sale s'opposant à l'introduction de l'air dans les poumons, quand elle devient funeste.

Les succès obtenus dans son traitement par les saignées locales, succès presque toujours heureux quand le médecin peut agir dès l'invasion, viennent confirmer cette opinion et prouvent la vérité des résultats obtenus par les autopsies. Il serait donc oiseux de vouloir s'assurer si le croup est une phlegmasie d'une nature particulière. Je crois que ce qu'on a dit de plus raisonnable, c'est que cette inflammation ne présente de différences que dans son intensité, et que ses divers produits, *mucosités*, *pus* ou *fausse membrane*, ne sont que des nuances dépendantes de la marche plus ou moins rapide, plus ou moins aiguë de la maladie.

CHAPITRE II.

INVASION, ÉPOQUE ET PHÉNOMÈNES DE L'INVASION.

Ma pratique m'a appris qu'en général les enfans sont atteints du croup plus souvent la nuit que le jour ; cependant il n'est pas rare d'observer l'invasion de cette maladie pendant le jour et à toutes les heures.

A moins que le croup ne soit épidémique, je le demande à tout médecin attentif, verra-t-il, soupçonnera-t-il même l'invasion prochaine de cette affection aux signes suivans, qu'on a donnés comme précurseurs : perte de gaieté et du goût des jeux de l'enfance, tristesse, morosité, caractère difficile et hargneux, chaleur de la peau, un peu d'enrouement, corysa, fièvre, convulsions, éruptions vagues et sans caractère (Beauchêne), suppressions de boutons et de rougeurs dont la peau était couverte, éruption varioleuse (Pinel), gonflement des amygdales et de la luette (Van Bergen), symptômes d'un léger rhume (Home), céphalalgies, horripilations, anorexie, somnolence (Bernard)? Tous ces signes, ou la plupart d'entr'eux, sont-ils autre chose que les prodrômes de toutes les affections aiguës qui peuvent attaquer l'enfance? La dentition, les phlegmasies cutanées, les bronchites, les pneumonies, les gastrites, etc., ne pourraient-elles pas choisir leurs signes précurseurs dans cette collection, qu'on n'a jamais vue chez le même individu, et qu'on ne peut en effet considérer que comme des symptômes généraux?

Quand le croup n'est pas, pour ainsi dire,

l'extension ou l'exagération d'une bronchite, d'une phlegmasie cutanée, d'une angine tonsillaire ou pharyngée, d'un corysa, etc., presque toujours son invasion est sans prodrômes. Cette maladie, considérée dans son isolement de toute complication, a donc un début brusque et inattendu, et attaque très-souvent des enfans qui peu de temps auparavant étaient gais. J'en ai vu beaucoup que la toux rauque et profondément sonore, qui ne manque jamais et paraît toujours la première, surprenait au milieu de leurs jeux.

Mais si le croup s'est déjà montré, s'il existe, si les vicissitudes atmosphériques ont développé des rhumes, des catarrhes pulmonaires, que la température reste froide et humide, les enfans sont exposés à le contracter, et l'invasion des signes généraux que je viens d'énumérer prend de la valeur et avertit le médecin de se tenir en garde.

Plusieurs fois j'ai observé que le travail de la dentition avait précédé l'invasion du croup; il me semblait devenir une cause déterminante de celui-ci, quand d'ailleurs les causes prédisposantes générales existaient (3e obs. et 56e).

Assez ordinairement, comme je viens de

le dire, les symptômes précurseurs du croup ressemblant aux prodrômes des autres maladies, les parens y font peu d'attention et le médecin n'est mandé que lorsque la raucité de la toux annonce quelque chose d'extraordinaire, ou que la maladie est précédée d'une autre affection aiguë. Quelquefois aussi l'invasion est subite et réclame de prompts secours (obs. 16e et 33e). D'autres fois la toux rauque et profonde se fait remarquer plusieurs jours avant que l'enfant soit arrêté, surtout si les parens sont inattentifs (10e obs. et 20e). Dans ce cas, le mal est déjà grand, souvent irrémédiable. Cependant il arrive que des enfans, ayant la toux croupale, mais rare, depuis un ou deux jours, guérissent très-bien par les moyens ordinaires (48e, 49e, 50e observations). Après cette toux rauque et profonde, rapeuse, qui ne manque jamais et que je considère comme signe pathognomonique, après, dis-je, cette toux et quelquefois en même temps, on observe de l'enrouement, la respiration prend un caractère particulier et que le médecin exercé sait reconnaître, quand bien même la toux ne viendrait pas lui apprendre que cette respiration est celle du croup; c'est un léger sifflement que j'ai comparé au bruit que fait l'air poussé à travers la glotte de l'oie en colère, et que, pour cette raison, j'ai nommée *respiration anserine*. Il y a cette différence pourtant que, chez le malade attaqué du croup, ce bruit se fait dans l'inspiration. Le mal de gorge vient se joindre à ces premiers signes. Cependant j'ai vu plusieurs malades qui n'accusaient pas de douleur dans cette partie, quoique ce symptôme, ainsi que le mouvement par lequel l'enfant y porte la main, soit assez commun. J'en ai vu d'autres qui, dès le moment où la toux faisait reconnaître la maladie, éprouvaient déjà une gêne telle dans le larynx, qu'ils demandaient qu'on leur ôtât ce qui les gênait et y portaient constamment la main (19e obs.). Le gonflement de la gorge à l'extérieur est presque toujours observé, mais ce n'est que dans un état avancé du croup, et lorsque, la respiration devenue pénible, il y a déjà engorgement de la face, commencement de congestion cérébrale, disposition au sommeil : tout le tissu cellulaire s'engorge, les jugulaires deviennent saillantes, l'anxiété est considérable, l'activité des muscles du cou et de la poitrine augmente de plus; c'est alors que l'enfant porte la tête en arrière, pour respirer plus facilement en agrandissant la glotte.

A moins qu'il n'y ait concomitance d'une angine tonsillaire ou pharyngée, ou du travail de la dentition, l'intérieur de la gorge n'offre aucun signe apparent.

La respiration que j'ai nommée *ansérine*, en devenant plus difficile, prend quelquefois de la similitude avec l'inspiration qui suit une quinte de coqueluche : la gravité de la maladie augmentant, le *cri de coq* se fait entendre au milieu d'une dyspnée aphonique, quelquefois bruyante. Ce sont ces symptômes qui déjà annoncent la fin prochaine du malade, que la plupart des médecins qui ont écrit sur le croup attribuent au spasme des muscles du larynx.

Il n'est pas nécessaire d'admettre, avec Royer-Collard, un agent essentiellement de nature spasmodique, pour expliquer la raucité de la voix et de la toux, ainsi que l'aphonie à une certaine période du croup; et les expériences même de M. Portal, citées pour étayer cette hypothèse, viennent à l'appui d'une opinion contraire. « En pressant « légèrement les nerfs du larynx chez les « animaux, la voix devient rauque; en les

« comprimant fortement ou en les coupant « de chaque côté, la voix se perd entière- « ment », dit le Nestor de la médecine française. Ne peut-on pas raisonnablement admettre que l'inflammation de la membrane muqueuse suffit pour opérer cette légère pression qui produit la raucité? et l'aphonie, qui ne se remarque qu'à la dernière période du croup et lorsque tout est désespéré, n'est-elle pas expliquée par la présence de la membrane croupale ajoutée à l'inflammation et à l'épaississement de la muqueuse?

D'après les lois positives de la physiologie, pour qu'il y ait spasme des muscles du larynx, il faut que la douleur de cette partie, transmise au centre nerveux, soit assez forte pour exagérer son action, le faire participer à l'irritation primitive jusqu'à produire la convulsion : or, rien de semblable n'a lieu au début du plus grand nombre des croups. La voix est déjà enrouée, la toux rauque et profonde, que la respiration s'exécute encore assez facilement pour que l'anxiété n'existe pas. Ce n'est qu'à la dernière période de la maladie et lorsqu'elle devient mortelle, que la dyspnée portant du désordre dans la circulation, la congestion cérébrale entraînant une altération plus ou moins profonde de l'encéphale, des convulsions peuvent survenir ou une mort apoplectique (37e observation).

J'ai déjà dit que les différentes modifications de la voix étaient relatives à la promptitude de l'invasion, à sa gravité, ou à l'époque de la maladie où elle était observée : ainsi au début souvent léger enrouement, marchant plus ou moins rapidement, par des nuances faciles à saisir, vers l'aphonie, au milieu de laquelle un cri perçant se fait entendre quelquefois et plus ou moins souvent. Mais je ne suis pas de l'avis de *Home* sur l'importance pathognomonique de ce signe pour reconnaître la maladie.

Ce qui jusqu'ici a mis tant de confusion dans le diagnostic du croup, et a donné naissance à des descriptions qui ne se ressemblent pas en tout point, c'est la négligence qu'ont mise les auteurs à indiquer à quelle époque de l'accès telle ou telle nuance de la voix et de la toux se manifestait. On possède bien peu d'observations complètes du croup. Dans le plus grand nombre de celles rapportées, les médecins ont été appelés trop tard; de-là cette assertion, que presque tous ont copiée depuis *Home*, que le *cri de coq* était le signe pathognomonique. Doit-on désigner comme tel un symptôme qui précède de peu de temps la terminaison fatale? S'il en était ainsi, l'histoire de cette affection serait une véritable nécrologie.

Le pouls n'a rien de constant dans le croup: sa force, sa vitesse, sa faiblesse, sa régularité, son intermittence, sont subordonnées à l'état actuel du malade et à la présence des accidens observés lorsqu'on est appelé. Ainsi, dans la description générale de cette maladie, ce signe ne peut avoir de valeur qu'autant que la cause de son caractère est appréciée. Quelques malades ont beaucoup de fièvre, de la chaleur à la peau; ces signes manquent absolument chez d'autres.

On peut encore répéter ici que l'état de la face, son altération, sa couleur, son gonflement, sa bouffissure, sont autant de signes dépendant de l'époque à laquelle on observe la maladie : ainsi elle n'aura éprouvé aucune altération au début; quand la dyspnée augmente, la face devient rouge, colorée, se couvre de sueurs. Les accidens s'aggravent-ils davantage, elle devient pâle, plombée, injectée, violette, livide; alors une sueur froide la recouvre et la mort termine cette variation infinie du *facies*.

Je ne crois pas que la différence observée dans l'aspect des urines, leur fréquence, leur rareté, leur abondance, leur limpidité, leur lactescence, etc., puisse être d'une grande importance dans le diagnostic et le prognostic du croup. Ce signe, d'ailleurs perdu chez les enfans très-jeunes, ne m'a jamais paru propre à diriger le praticien.

On ne peut non plus tirer d'induction de l'état de la digestion, de la langue, de l'appétit, de la soif, comme signe du croup : ce n'est que comme complication qu'une affection des voies digestives viendrait se joindre à celui-ci.

Une circonstance particulière et qui peut surtout servir à distinguer le croup des autres angines, c'est que dans celui-là la déglutition se fait très-facilement.

Parmi les nombreux croups que j'ai traités, je n'ai jamais observé qu'une fois que l'intelligence et l'exercice des sens fussent altérés; encore cet état disparut après l'application des sangsues (51e obs.)

Ainsi, en supposant un croup suivant une marche naturelle parce qu'il n'a pas été combattu, voici les signes qu'on observera : toux rauque et profonde plus ou moins fréquente, ayant beaucoup d'analogie avec l'aboyement d'un chien de moyenne taille qui serait enroué; respiration d'abord légèrement bruyante ou *anserine*, devenant sibilante, enrouement de la voix articulée. La dyspnée augmentant, c'est alors que se développe cet appareil effrayant de symptômes qui caractérise la seconde et dernière période : anxiété, tendance à porter la tête en arrière, toux plus fréquente, enrouement plus considérable bientôt suivi de l'aphonie, gonflement du cou et des jugulaires, face injectée, changement de couleur depuis le violet, le plombé, jusqu'au pâle et au livide, sueurs froides, mort.

CHAPITRE III.

MARCHE ET PROGRÈS DE LA MALADIE.

Par les nombreuses observations que je rapporte, il est suffisamment prouvé, je pense, que la marche du croup, ses progrès, sont très-variables chez les différens sujets. Chez les uns, la toux croupale annonce la maladie et donne au médecin le temps de se reconnaître; ce n'est que plus tard que la respiration devient gênée, *anserine*, *sibilante*, et traîne après elle l'anxiété, l'aphonie, le *cri de coq*, la tuméfaction de la face, le jeu extraordinaire des muscles du larynx et de la poitrine, l'érection du cou, etc.; chez d'autres, le croup paraît de suite, caractérisé par un appareil effrayant de symptômes : quelquefois l'accès offre des mouvemens de rémission; d'autres fois il y a véritablement intermittence. (Voir les obs.)

Ceci suffit pour prouver que la division d'un accès de croup en périodes est au moins arbitraire, et ne peut diriger le médecin dans le traitement à adopter. Cependant on pourrait, à la rigueur, distinguer le plus souvent deux périodes; la première serait exprimée par la toux croupale, la gêne commençante de la respiration et l'enrouement avec pyrexie (voir les obs. 5e, 6e, etc.); la seconde comprendrait l'époque où les accidens graves se développent et menacent la vie.

Royer-Collard, en admettant trois périodes, 1° *inflammation*, 2° *formation de membrane*, 3° *adynamie*, fait de l'agonie une période : aussi convient-il « que le passage

« de l'une de ces périodes à l'autre se fait par « degrés insensibles, ou même d'une manière « imperceptible; que quelquefois elles se suc- « cèdent avec une telle rapidité, qu'elles pa- « raissent se confondre les unes avec les au- « tres ». Il admet « qu'elles n'en existent pas « moins, et qu'un œil *un peu exercé* vient « toujours à bout de distinguer les principaux « traits qui les distinguent ». (1)

Le docteur Vieusseux, après avoir divisé la marche d'un accès de croup en trois périodes, convient *qu'il est difficile de fixer de justes limites* entre celles-ci. « Dans les « cas qui cheminent rapidement, dit-il, la « période d'invasion est presque nulle, et les « deux dernières se confondent. » (2)

Le docteur Guibert, en adoptant la division de Royer-Collard en trois périodes, avoue cependant que leur distinction n'est importante qu'en ce qu'elle peut éclairer le médecin sur la nature de la maladie et lui faire mesurer le degré de danger qui menace les jours du malade. (3)

---

(1) Dict. des sciences médicales, art. croup.

(2) Vieusseux, Mémoire sur le croup.

(3) Guibert, Recherches nouvelles, etc.

Le docteur Desruelles considère la division en périodes, *comme illusoire et fausse, arbitraire et inutile.*

Il résulte de ces diverses opinions et du peu d'importance qu'y attachent leurs auteurs, que la division du croup en périodes n'est pas d'une nécessité absolue pour diriger le praticien. A l'aspect des symptômes existans, il saura toujours prendre un parti et agir selon la gravité du cas.

Mais si ces divisions en périodes sont sans conséquence, purement arbitraires et ne pouvant rien changer à la conduite du médecin, en est-il de même de la distinction du croup en espèces? Je ne le pense pas. C'est ce qu'on peut reprocher à l'ouvrage de M. Double, qui admet trois espèces, que j'ai déjà signalées dans les considérations générales. Cette manière d'envisager la maladie a une influence réelle sur sa terminaison, et peut devenir funeste. Le même reproche ne pourrait-il pas être adressé à M. Blaud, si l'on réfléchit que sa division en croup *myxagène, pyogène* et *meningogène,* peut, quand la maladie se revêt d'une apparence bénigne, faire croire au médecin peu exercé qu'il a affaire à la variété *myxagène* et lui inspirer une sécurité dangereuse, dont l'inaction est le résultat? Je rapporte des observations qui prouvent que la marche du croup est quelquefois lente et insidieuse, et n'en arrive pas moins à une issue qu'il n'est plus au pouvoir de l'art d'empêcher d'être fatale.

Ce que je dis n'infirme pas la vérité des assertions avancées par le docteur Blaud dans son estimable ouvrage. Ces différences existent réellement dans la nature, mais est-il bien nécessaire de les établir pour en déduire le traitement? et puisque le docteur est d'avis que le croup est toujours inflammatoire, n'était-il pas suffisant, comme je l'ai fait, d'avancer que cette maladie est une et ne diffère que par sa plus ou moins grand intensité?

CHAPITRE IV.

DURÉE, TERMINAISONS ET RÉCIDIVES.

§. 1. *Durée.*

On a vu que la durée du croup est toujours subordonnée à la promptitude des secours. Quand ceux-ci ont été prodigués sur-le-champ, on procure, pour ainsi dire, l'avortement de la maladie; mais si, méconnue par les parens ou le médecin, elle est abandonnée aux seuls efforts de la nature, elle peut durer deux, trois, quatre, cinq, huit jours, et même plus long-temps, revêtant tous les caractères décrits ailleurs et se terminant par la mort, ou par l'expectoration d'une matière muqueuse ou puriforme plus ou moins abondante, qui, en rétablissant l'intégrité de la respiration, est suivie de la guérison. En général, sa durée dépend de la rapidité de l'invasion et de sa marche. Quelquefois le croup a une marche tellement lente qu'on rapporte des exemples de trente jours de durée. Je pourrais citer trois demoiselles de la ville que j'habite, qui ont conservé depuis plusieurs années la toux croupale. Deux d'entr'elles ont quelquefois des intermittences d'un mois plus ou moins, conservant néanmoins de l'enrouement dans la voix; la troisième éprouve depuis deux ans et demi cette toux qui jusqu'ici a résisté à une foule de moyens. J'ai eu l'honneur de la présenter, au mois de juillet 1826, à MM. les professeurs Broussais et Marjolin, qui, comme moi, ont reconnu que cette affection avait son siége dans le larynx et était un véritable croup chronique.

En général, la durée du croup, même aigu, est plus longue que celle de l'asthme de Millar, et je crois qu'au nombre des exemples de terminaisons funestes en peu d'heures, on aura souvent confondu les deux maladies et attribué au croup ce qui appartenait à l'autre maladie. Telle est suivant moi l'observation rapportée par le docteur *Sachse*, d'un enfant mort du croup au bout de douze heures. Si celui-ci est traité convenablement, certes sa durée peut n'être que de quelques heures, mais alors la guérison est le résultat obtenu. (Voir les obs.)

§. 2. *Terminaison.*

Dans les contrées où cette maladie est peu ou mal connue, elle se termine presque toujours par la mort; il n'y a que les cas rares, dont j'ai déjà parlé, où l'expectoration de matières muqueuses ou puriformes sauve les malades : mais si la membrane croupale est formée, la mort est inévitable. Des fragmens peuvent être rendus, au moyen de secousses imprimées par le vomissement, ou expectorés spontanément; mais la rémission qui en est la suite n'est jamais suivie d'un mieux soutenu.

Depuis qu'à L'Aigle j'ai éveillé l'attention des parens sur le caractère de la toux, de la voix et de la respiration des enfans atteints du croup, on a le bonheur de les sauver presque tous. On pourrait même affirmer qu'appelé au *début* de cette terrible maladie, le médecin s'opposera toujours à son issue funeste.

Je n'ai jamais observé, comme *Bloom*, *Wahlbom* et *Rosen*, cités par le docteur Valentin, que la mort pût survenir dans l'intermission, au milieu d'un calme parfait, et je ne conçois pas comment on expliquerait ce résultat dans de telles circonstances. Ces auteurs ont négligé de rapporter à quoi ils attribuaient ces morts imprévues; elles dépendaient bien évidemment d'une autre cause que la dyspnée, puisque celle-ci avait disparu. Il est probable que l'accès précédent avait porté quelque désordre dans un organe important, occasionné une congestion, une désorganisation; et que c'est à l'un de ces accidens consécutifs, et non à l'influence actuelle du croup, que la mort était due.

Quand les soins du médecin sont réclamés trop tard, que déjà tous les signes décrits ailleurs indiquent que le larynx est obstrué par une substance quelconque, et que l'expectoration ou le vomissement n'en procurent pas l'expulsion complète, l'espérance de mieux qu'elle avait fait naître est bientôt déçue, soit qu'une nouvelle sécrétion succède à la première, soit que l'extension de la maladie vers les bronches s'oppose à la possibilité de la guérison.

Il est des croups dans lesquels le gonflement inflammatoire de la membrane muqueuse formant tout l'obstacle à la respiration, on n'a point à espérer de crise favorable par l'expectoration ; ce sont probablement ceux-ci dont la répétition des saignées locales opère la cure dans des accès très-avancés, ou bien encore qu'on voit céder après une grande évacuation intestinale (obs. 3e).

En général, on peut présumer que la terminaison de la maladie sera heureuse, si la toux, de croupale qu'elle était, devient catarrhale, si, en un mot, le croup descend au caractère de la bronchite, ou du rhume suivi d'une expectoration muqueuse.

Enfin il est des exemples qui prouvent que le croup peut passer à l'état chronique. Cette terminaison est, je crois, peu fréquente ; mais mon observation m'a convaincu qu'elle est possible.

Quelquefois tous les accidens du croup, tous les signes qui le caractérisent, ont disparu, et il reste à traiter une véritable bronchite aiguë (33e obs. et 39e); si elle est négligée, elle devient chronique et peut donner lieu à la formation de tubercules et au développement de la phthisie pulmonaire, comme j'en ai vu des exemples à la suite de coqueluches chroniques. Car un certain nombre d'observations, qui me sont particulières, me portent à croire que le développement des tubercules n'est jamais spontané et sans cause appréciable; que la plus commune est un catarrhe négligé ou long-temps prolongé; que le vice de conformation du thorax, en gênant le développement des poumons et y déterminant une phlegmasie latente, peut occasionner le même résultat. Je partage donc entièrement l'opinion de M. Broussais, et suis convaincu, contre l'avis de Laennec, que les productions qu'il appelle accidentelles sont toujours le résultat d'une inflammation. Royer-Collard n'admet pas cette terminaison : il prétend que la phthisie pulmonaire est observée chez un enfant précédemment atteint du croup, lorsque déjà des tubercules existaient. Au reste, ce n'est pas ici le lieu de discuter ce point de doctrine, sur lequel des médecins d'un très-grand mérite ne sont pas d'accord. Il me suffit d'avoir fait remarquer combien il est important de traiter la bronchite succédant au croup.

On voit aussi, mais rarement, la pleurésie suivre presqu'immédiatement un accès de croup (obs. 33e et 60e). M. Jurine en rapporte deux exemples, le docteur Mathey une.

La pleurésie est-elle le résultat de la transmission de la phlegmasie croupale ou une véritable méthastase? ou bien les mêmes causes qui avaient produit le croup, ont-elles suscité l'inflammation de la plèvre? C'est ce qu'il est assez inutile de résoudre, puisque la solution de cette question ne peut avoir d'influence sur la conduite que tiendra le médecin.

Il n'en est pas de même de la gastrite ou gastro-entérite; j'ai toujours remarqué qu'elle était, à la suite du croup, moins une terminaison de celui-ci, que le résultat d'une médication irritante et intempestive (16e obs.). Je pourrais citer plusieurs observations à l'appui de celle que je rapporte.

Je n'ai jamais observé, à la suite du croup, *l'hydrocéphale interne* considérée comme terminaison ; et, quoique MM. *Jurine* et *Vieusseux* citent des exemples de cette maladie ayant succédé au croup, et que l'un d'eux cherche à expliquer ce résultat, je ne crois pas cette question plus aisée à résoudre que celle de la pleurésie consécutive. (Voir ma 60e observation.)

§. 3. *Récidives.*

Le croup est-il sujet à des récidives, est une question définitivement résolue ; mon expérience particulière, comme on a pu s'en convaincre en lisant les observations, m'a prouvé que le même enfant pouvait avoir cette maladie plusieurs fois. J'en connais qui en ont été atteints jusqu'à neuf fois. Quelquefois ces récidives sont moins graves, souvent aussi elles ont une intensité plus considérable (obs. 3e, 17e, 26e, 34e). MM. Jurine et Olbers (1) l'ont observé, l'un sept fois, et l'autre neuf fois sur le même individu.

Ces récidives prouveraient, qu'indépendamment des influences générales qui se reproduisent à certaines époques et auxquelles se trouvent de nouveau soumis les enfans

(1) Cité par Albers de Bremen.

frappés plusieurs fois du croup, il existe chez ceux-ci une disposition particulière à contracter cette maladie. Comment se ferait-il, en effet, qu'un grand nombre d'individus de même âge, placés dans les mêmes circonstances et soumis à l'action des mêmes modificateurs, ne soient jamais atteints du croup? Je crois pouvoir affirmer que le tempérament ou l'idiosyncrasie des enfans, quel qu'il soit, ne dispose ni ne soustrait à cette angine, ni à ses récidives : l'éducation physique explique cette différence.

Le traitement employé pour combattre le croup peut aussi, je crois, expliquer beaucoup de récidives; je n'en ai jamais observé un si grand nombre que dans le temps où je n'opposais à cette maladie que les vomitifs et la méthode de Réchou. Depuis que, faisant au croup l'application de la médecine physiologique, j'attaque cette inflammation avec des saignées locales abondantes, mes guérisons sont plus promptes, plus complètes, et j'observe des récidives moins fréquentes et moins nombreuses.

M. Guibert, qui nie la possibilité de récidives nombreuses, n'avancerait-il pas une assertion hasardée, s'il la puise dans ses observations à l'hôpital des enfans? En effet, ce n'est pas dans un hôpital que des histoires complètes de cette affection peuvent toujours être recueillies; souvent on perd de vue la plupart des malades guéris d'un premier croup. Je vois, en lisant les observations consignées dans son ouvrage, que presque tous les enfans qui en sont le sujet étaient entrés pour diverses affections, telles qu'ophtalmies chroniques, ulcérations scrofuleuses, dartres, convulsions, entérites chroniques, teigne, épilepsie, etc. : le plus grand nombre est mort, et des trois qui ont guéri il n'en reverra probablement aucun. Ce qu'il avance ne détruit donc pas ce que rapportent les observateurs sur la possibilité des nombreuses récidives du croup.

CHAPITRE V.

CARACTÈRES PROPRES ET DIFFÉRENTIELS.

La description bien faite d'un accès de croup, la connaissance des signes qui caractérisent les autres angines et les affections de poitrine qui produisent la dyspnée, suffiraient, ce me semble, pour qu'un médecin n'ait pas besoin de trouver, dans un ouvrage sur cette matière, l'établissement de parallèles au moins superflus. Un praticien ne prendra point un catarrhe pulmonaire ou bronchite, une pneumonie, une pleurésie, un emphysème des poumons, une affection organique du cœur, une angine tonsillaire etc., pour le croup. Mon observation m'a prouvé qu'il n'est aucune maladie dont les symptômes ressemblent aux siens, et qu'on puisse confondre avec eux, pour peu qu'on soit attentif. Il a bien évidemment son siége dans le larynx, peut s'étendre par ses progrès à la trachée; et l'altération de la voix et de la respiration, le caractère particulier de la toux, que je n'ai jamais vu manquer, quoique Home néglige de parler de ce symptôme et que M. Valentin affirme qu'il manque souvent, tous ces signes, dis-je, n'appartiennent qu'au croup. Les terminaisons de cette maladie lui sont également particulières, sa marche n'a pas d'analogue dans les autres affections morbides. Le médecin qui aurait observé toutes les lésions de la voix, de la respiration, toutes les toux connues, mais serait témoin pour la première fois d'un accès de croup, ne pourrait s'y méprendre, pour peu qu'il eût médité les bonnes descriptions de cette maladie.

Il en est pourtant une sur l'analogie ou la différence de laquelle tous les écrivains ne sont pas d'accord; je veux parler de l'asthme aigu ou convulsif des enfans, ou asthme de *Millar*.

Il suffira de rapporter quelques observations de cette dernière maladie pour prouver qu'elle n'a d'autre ressemblance avec le croup que la dyspnée, similitude qui n'en est même pas une aux yeux du praticien. En effet, quel est le médecin habitué qui n'ait remarqué, dans chaque affection dyspnéique, un caractère particulier de gêne indiquant des causes physiques diverses? Dans l'asthme convulsif, le spasme est la cause évidente de la menace de suffocation. Citons des faits.

1re OBSERVATION.

Le 2 janvier 1810, Jenny Émangard, âgée de 5 mois, est prise tout à coup dans la nuit d'une difficulté considérable de respirer. L'enfant est pâle, la respiration est plaintive, courte et semble une suite d'expirations; l'anxiété est extrême, le pouls dur et fréquent. Jamais je n'avais observé cette maladie; j'en avais seulement lu la description dans l'ouvrage de M. Gardien. Je fus frappé de l'exactitude de cette description appliquée à ce qui se passait sous mes yeux. J'avais à la maison du laudanum liquide de Sydenham; j'en ajoutai une douzaine de gouttes à un verre de lait sucré que je donnai par cuillerée de temps en temps. J'eus la satisfaction de voir les accidens diminuer promptement et cesser en quelques heures.

2e OBSERVATION.

Le 19 mai 1823, Cormier, âgée d'un an, est atteinte d'une toux sèche et fréquente accompagnée d'une dyspnée considérable; à l'espèce de compression qu'éprouve la poitrine, à la respiration courte, plaintive, ressemblant à une suite d'expirations, je reconnais l'asthme convulsif des enfans. J'ordonne une potion gommeuse dans laquelle je fais entrer le laudanum liquide de Sydenham à haute dose.

Quoiqu'il y ait plusieurs heures que ces accidens se soient développés, l'enfant étant en nourrice à la campagne, ce moyen n'est pas suivi d'un succès moins heureux que dans le cas précédemment rapporté.

3e OBSERVATION.

Le 1er juillet 1824, la petite Julien Girard, âgée de trois ans, est atteinte de fièvre, toux sèche, fréquente et très-fatigante; la dyspnée est considérable, les muscles pectoraux et ceux du larynx sont dans un état de convulsion facile à saisir, la poitrine ne peut se dilater, et la respiration plaintive n'est, comme dans les observations précédentes, qu'une suite d'expirations précipitées ; la face est rouge, il y a un peu d'assoupissement.

J'aurais pu, j'aurais peut-être dû, à cause de ces derniers symptômes, appliquer les sangsues derrière les oreilles en même temps que j'aurais employé le laudanum liquide de Sydenham; je m'en tins à ce dernier moyen qui n'augmenta pas la congestion cérébrale. Je n'obtins cependant qu'une rémission des accidens, et je fus obligé de porter plus haut la dose d'opium le lendemain, quand ceux-ci reprirent une nouvelle intensité. Cette fois, l'accès ne résista point, et l'enfant guérit promptement.

J'ai déjà cité les enfans Pauthier et Fleuriel ayant éprouvé la même maladie guérie de la même manière : chez le dernier cependant, comme il existait une complication de bronchite, je fis concourir au succès, avec le laudanum liquide de Sydenham, une saignée locale au-dessous des clavicules.

4e OBSERVATION.

Leveau, âgée de trois ans, le 11 septembre 1826, éprouve un spasme considérable des muscles de la poitrine, exprimé par une respiration plaintive, courte et ressemblant à une suite d'expirations; il y a toux sèche et fréquente sans expectoration, en un mot, asthme convulsif bien dessiné. (Potion gommeuse avec le laudanum liquide de Syden.) Mieux le 12 au matin; mais la respiration n'ayant pas repris son état normal, je fais répéter la même potion : cessation de tous les accidens.

Que l'on compare maintenant les signes du croup, déjà rapportés, à ceux de l'asthme convulsif, et l'on sera convaincu que ces deux maladies sont de nature totalement différente. Deux circonstances, mais qui ne doivent être d'aucune considération, leur sont communes, c'est l'invasion souvent subite et nocturne, et la rémittence ou l'intermittence. La toux croupale est constante, rauque et profondément sonore, passe, par des nuances remarquables, à l'aphonie; celle de l'asthme convulsif, quand elle existe, est sèche: la respiration dans l'une est sibilante, ne devient ordinairement suffocante qu'après une augmentation d'accidens appréciable; dans l'autre, dès l'invasion elle est courte, plaintive et semblable à une succession d'expirations : dans le croup, les muscles pectoraux et du larynx ont une activité extraordinaire; dans l'autre affection le thorax est comme serré, comprimé dans un lien de fer, tous les muscles de la respiration étant dans un état de convulsion permanent. Le croup, après la mort, laisse des traces constantes déjà signalées; l'asthme aigu des enfans ne fait apercevoir à l'autopsie aucune lésion des voies aériennes ni des poumons. Le traitement antispasmodique, qui réussit dans les cas les plus graves de l'asthme convulsif, serait insuffisant pour arrêter la marche du croup.

L'analogie qu'on a établie entre ces deux

maladies, leur identité même, ne dépend, comme je l'ai déjà dit, que de la difficulté que trouvaient les auteurs à expliquer la dyspnée croupale sans admettre le spasme des muscles du larynx.

Dans un croup, dont le développement, sans être lent, permet au praticien de saisir les progrès, il est facile d'apprécier que le rétrécissement de la glotte tient à un obstacle indépendant du spasme. Si la dyspnée devient considérable, c'est alors que les muscles qui servent à la respiration prennent une activité extraordinaire mais régulière; leurs contractions sont plus fortes et plus précipitées, ils reçoivent une influence nerveuse plus active: mais ce n'est pas la convulsion, ce n'est pas le spasme. Les autopsies cadavériques, en démontrant dans le tube aérien la présence d'une membrane, d'une matière puriforme ou muqueuse obstruant la glotte, ou, dans le croup très-aigu, l'épaississement inflammatoire de la membrane muqueuse produisant le même obstacle à l'introduction de l'air dans les poumons, ne donnent-elles pas l'explication la plus satisfaisante de l'angoisse qui termine ordinairement d'une manière funeste la maladie qui nous occupe. Dailleurs, en faisant jouer au spasme un rôle aussi important, serait-il bien rationel de faire vomir les malades, puisque le vomissement est lui-même l'effet d'une convulsion produite?

M. Double cite Michaëlis comme n'admettant pas que le croup soit spasmodique, et convenant pourtant que *jamais la concrétion membraniforme n'est disposée de manière à intercepter totalement le passage de l'air;* il en conclut que la mort arrive par l'effet du spasme. Il rapporte, à l'appui de son opinion, une observation du docteur Rogery, où, dit-il, *la maladie a existé d'une manière incontestable, sans concrétion membraniforme, et le malade est mort sans suffocation.* Pourtant, à l'autopsie, on a trouvé dans la trachée-artère une matière d'un blanc sale, *filante*, un peu *plus épaisse* que le pus ordinaire, laquelle tapissait l'intérieur du larynx et la partie supérieure de la trachée; la membrane muqueuse, qui en était recouverte, était exempte de rougeur et d'enflure. Il ajoute que cette matière était trop peu consistante pour empêcher le passage de l'air.

D'abord il n'est pas conforme à l'observation que *jamais* le passage de l'air ne soit totalement intercepté par la disposition des concrétions croupales (10e, 21e obs. et celle de M. Delpech citée); mais, en admettant un moment cette assertion, il est certain que la *mucosité filante* et *consistante*, dont il est question, a pu gêner assez long-temps l'arrivée de l'air dans les poumons pour que, pendant quatre jours ces organes cessant d'être distendus en totalité, le cœur, conséquemment, recevant une moindre quantité de sang propre à entretenir la vie, ait perdu de son action; ce qui explique la mollesse, la faiblesse, l'extrême vitesse du pouls et la mort du malade sans aucun symptôme de suffocation (11e obs.). La cause qui avait fait disparaître la rougeur de la face et l'engorgement des vaisseaux de la conjonctive, explique également le défaut de rougeur et d'enflure de la membrane muqueuse. Il est donc naturel de conclure qu'ici, comme dans la mort dite par suffocation, c'est toujours le défaut d'air qui amène cette terminaison : l'action du cœur diminue graduellement parce qu'il n'est plus stimulé par un sang suffisamment oxigéné, la sensibilité cérébrale est éteinte, avec elle toutes les fonctions; d'où cessation de la vie lorsque la gêne et le sifflement de la respiration étaient à peine sensibles.

J'ai observé ce résultat chez des enfans très-jeunes, quand la maladie n'avait pas été attaquée dès l'invasion ou avait été méconnue (36e obs.). Il me semble que cette explication est plus satisfaisante que celle du docteur Rogery qui attribue cette terminaison à *une dépravation plus ou moins prononcée des forces de la vie ou à l'association du croup aux pyrexies les plus graves*.

Quoique le docteur Double attribue au spasme la mort par suffocation observée dans le croup, il n'est pourtant pas de l'avis des auteurs qui pensent que l'asthme convulsif ne diffère en rien de celui-ci. Il professe une opinion opposée, à l'appui de laquelle il rapporte deux observations.

Ne pourrait-on pas conclure de ce qui vient d'être dit, que la plupart des écrivains, qui ont fait du croup et de l'asthme des enfans une même affection, n'avaient pas vu ce dernier; et cette conséquence est d'autant plus admissible, que M. Double, qui insiste sur l'existence d'un croup nerveux, ne trouve pourtant pas que l'asthme convulsif ressemble à celui-ci. La différence est donc bien grande pour qui a observé les deux maladies. Cette assertion me paraissant suffisamment prouvée, il est inutile, je pense, de citer les médecins qui ont commis l'erreur de soutenir le contraire.

Le catarrhe suffocant des enfans ne pourrait-il pas être pris pour le croup? Je ne le pense pas, si l'on se rappelle que ces deux maladies diffèrent essentiellement par leurs signes pathognomoniques, je veux dire la toux et la respiration. Dans le catarrhe suffocant, la toux est catarrhale, fréquente, fatigante, insuffisante pour expulser la grande quantité de mucosités bronchiques qui produisent un râle muqueux : ici il n'y a ni toux rauque et profonde, ni respiration *anserine* et sibilante; l'enfant n'indique point le larynx comme siége de la douleur et de l'obstacle que trouve l'acte respiratoire.

Il n'y a pas plus d'analogie entre le croup et la coqueluche. Dans celle-ci, la toux arrive par quintes, est convulsive, si l'on en juge par les mouvemens fréquens et violens d'expiration qu'exécute l'enfant pour tousser. Cette toux est suivie d'une longue inspiration bruyante, sonore. Ces quintes se répètent jusqu'à ce que les bronches soient débarrassées de leurs mucosités par l'expectoration. Le vomissement accompagne ordinairement cette espèce de convulsion. La coqueluche, abandonnée à elle-même, dure ordinairement plusieurs mois de suite, quelquefois des années. Elle n'est mortelle que lorsque, donnant lieu au développement de tubercules dans le poumon, il se développe une phthisie pulmonaire consécutive, ou qu'elle se complique d'une phlegmasie aiguë des poumons ou de la plèvre. Mais, dans le plus grand nombre des cas, la guérison est spontanée et arrive sans qu'il se soit développé de fièvre pendant la durée de la maladie, et qu'on ait été obligé de tenir les enfans alités.

CHAPITRE VI.

§. 1. *A quelles époques de la vie est-on sujet au croup? est-il des âges qui en soient exempts?*

J'AI déjà répondu à ces questions par mon expérience qui m'a prouvé qu'aucun âge n'était exempt du croup, mais que les enfans en étaient plus souvent atteints. On pourrait même dire qu'il attaque si rarement les adultes et les enfans au-dessus de douze ans, qu'il peut être consideré comme une maladie de l'enfance. Le docteur Valentin cite un assez grand nombre d'exemples d'adultes et même de vieillards ayant eu le croup; mais il a fallu que cet infatigable investigateur correspondît avec les deux mondes pour obtenir cette réunion de faits. C'est à cette occasion qu'il rapporte l'observation de la maladie qui fit périr l'illustre Washington, le 14 décembre 1799. Quoique personne, dans son pays, ne conteste qu'il soit mort du croup, en lisant les détails que donne l'auteur, je n'en suis pas aussi convaincu que lui. En effet, voici les signes auxquels on assigna le nom de croup à la maladie : « Dans la nuit, « grand malaise, frisson violent, avec une « légère douleur et un sentiment de cons- « triction dans la partie supérieure et anté- « rieure de la gorge : *toux*, très-peu d'ex- « pectoration, *déglutition plus difficile que* « *douloureuse* ; bientôt fièvre, respiration « courte et laborieuse (saignées abondantes « trois, calomel, lavement, quelques éva- « cuations); respiration de plus en plus dif- « ficile (calomélas, vapeur de vinaigre et « d'eau, cinq ou six grains de tart. antim. « de potasse, produisant une abondante éva-

« cuation par bas). Les forces vitales s'affai-
« blissent (vésicatoires aux extrémités, cata-
« plasme de son et de vinaigre sur la gorge);
« la parole, pénible dès le commencement,
« devient presqu'impossible, respiration de
« plus en plus laborieuse, imparfaite et en-
« trecoupée; mort à onze heures et demie,
« dans la nuit du 14, ayant conservé toute
« sa présence d'esprit jusqu'à ce moment ».
L'ouverture ne fut point faite.

La toux n'est point caractérisée, la déglutition difficile n'est pas un symptôme du croup; la respiration courte n'exprime pas suffisamment celle qui lui appartient, et qui est, comme je l'ai dit, d'une nature telle, qu'un médecin habitué reconnaîtrait la maladie à ce seul signe; on ne parle point de l'enrouement de la voix articulée, on dit seulement que la parole était pénible dès le commencement, et l'autopsie n'est pas venue confirmer le jugement des médecins du président des États-Unis.

Washington est, suivant moi, mort de cette angine inflammatoire, qui non-seulement envahit la membrane muqueuse, mais les muscles et autres parties environnantes, sévit sur le larynx et étend sa funeste influence sur les tonsilles et le pharynx : c'est cette angine dont Boerhaave peint si bien le danger dans cet aphorisme : « *Verùm quando ab* « *inflammatione, glandulæ, vel musculi oc-* « *cupantur, tùm oritur morbus huc propriè* « *referendus ob summam, quâ funestus est,* « *acutiem, et velocissimam, et inseparabi-* « *lem sæpè violentiam* » (§. 798). C'est de cette angine que Vanswietten, son commentateur, dit que « *inter morbos acutissimos* « *jure numeretur, cum quandoque subitò,* « *frustrà etiam adhibitis efficacissimis re-* « *mediis, strangulet.* »

Le croup, comme on a pu le remarquer en lisant les observations, est d'autant plus dangereux qu'il attaque les enfans plus jeunes, à cause de l'étroitesse de la glotte. Il est rarement mortel chez les adultes, et voilà, je crois, la raison pour laquelle il ne devient ordinairement chronique que chez ceux-ci. Si Washington eût eu réellement le croup, il n'eût pas été enlevé sitôt à sa patrie reconnaissante et aux admirateurs de ses vertus civiles et militaires. Peut-être aurait-il assez vécu pour être témoin des succès obtenus pas ses imitateurs de l'Amérique du Sud, et aurait-il emporté dans la tombe l'idée consolante que le grand œuvre de l'indépendance nationale était terminé pour le nouveau monde.

§. 2. *Causes occasionnelles déterminantes.*

Il est possible, ainsi que Cheyne l'a avancé, que le croup soit plus commun sur les bords de la mer qu'ailleurs, surtout vers le nord ou nord-ouest; mais cela n'empêche pas qu'il ne soit souvent observé dans les terres et à des distances assez grandes. La ville que j'habite, où le croup est endémique, est à dix-huit ou vingt lieues de la mer; mais sa position dans une vallée étroite arrosée par une rivière dont les débordemens ne sont pas rares, explique suffisamment la fréquence de cette maladie. Ceci se trouve confirmé par les preuves accumulées dans l'ouvrage du docteur Valentin et puisées en Pologne, en Allemagne, en France, en Italie et en Amérique.

Le grand froid n'est pas toujours nécessaire pour produire le croup; et je crois que les variations subites de l'atmosphère contribuent plus souvent à son développement; c'est pourquoi je rapporte un assez grand nombre d'observations recueillies au printemps et même en été, et plusieurs en automne.

Je n'ai pas remarqué que tel sexe ou tel tempérament disposât au croup plus que tel ou tel autre, et, ainsi que M. Desruelles l'a avancé, que l'idiosyncrasie ait une influence constante sur le caractère plus ou moins aigu de la maladie. Je cite des observations desquelles il résulte la preuve que des enfans disposés à la sécrétion muqueuse auraient péri dès l'invasion inflammatoire, sans le prompt secours qu'ils ont reçu (12e, 20e, 34e observ.), et que d'autres, dont le *facies*, la force physique, l'ensemble de la constitution annonçaient une prédominance sanguine, ont été atteints de croups dont la marche moins aiguë a pu être arrêtée par une simple révulsion sur l'estomac (7e, 23e, 29e obs). Tout le monde sait, et le professeur Broussais a surtout développé ce point de doctrine, qu'un organe peut, chez un sujet faible, devenir le siége d'une inflammation très-aiguë. J'ai vu des métrites aiguës, chez des femmes d'un tempérament lymphatico-nerveux et de constitution délicate, ne céder qu'à l'application d'un nombre de sangsues que j'ai quelquefois porté jusqu'à cent cinquante en deux jours. J'ai observé des bronchites, des pneumonies, des gastro-entérites aiguës chez des sujets de même tempérament, dont la guérison était due à la même conduite. Est-il d'ailleurs toujours bien aisé d'assigner à chaque individu son véritable tempérament? et ce que les auteurs ont appelé disposition muqueuse chez les enfans, n'est-il pas déjà une maladie? (Voir les considérations gén.)

Il est commun de voir les enfans d'une même famille être atteints du croup, et ici, en admettant même la prédisposition idiosyncrasique, les modificateurs, à l'influence desquels ils sont soumis, n'ont-ils pas la plus grande part au développement et à la fréquence de cette affection?

Il n'est pas exact de dire que les enfans à la mamelle sont exempts du croup (37e et 54e observ.).

J'ai remarqué que l'inflammation gingivale produite par le travail de la dentition devenait souvent la cause de l'invasion de cette maladie (3e 44e, 45e obs.).

§. 3. *Avec quelles maladies régnantes concourt le plus communément le croup?*

Les mêmes causes produisant les mêmes effets, il n'est pas surprenant que tous les auteurs s'accordent sur ce point, que le croup, qui, d'après l'expression heureuse du professeur Broussais, est un catarrhe *exagéré*, coïncide presque toujours avec une épidémie catarrhale, ou au moins avec l'existence d'une quantité plus ou moins considérable de bronchites. Mais comme chez les uns les vicissitudes atmosphériques produisent une maladie, chez les autres une autre, suivant que tel ou tel organe est plus irritable ou a une prédisposition à devenir le siége d'une phlegmasie, on aura des croups en même temps que des bronchites, des gastrites, des phlegmasies cutanées, etc. : seulement une population, placée dans une vallée constamment humide où ne soufflent que les vents d'ouest ou nord-ouest, et soumise à des variations subites de température, sera plus exposée à toutes les inflammations des organes de la respiration. Les catarrhes, les pneumonies seront la part des vieillards et des adultes, le croup celle des enfans.

Depuis vingt-deux ans que j'exerce la médecine, j'ai vu beaucoup de petites véroles, de rougeoles, de scarlatines; une seule fois j'ai observé la rougeole et le croup simultanément sur le même enfant: c'était Edmond, alors âgé de six ans, fils de M. Boucher, l'un de nos députés du département de l'Orne. Une épidémie varioleuse a désolé ce pays-ci en 1819, et je n'ai pas observé un seul cas de complication de cette maladie avec le croup. La raison me dit cependant qu'elle est possible; mais l'expérience apprend qu'elle n'a pas sur le développement de celui-ci l'influence que quelques auteurs lui ont accordée. En 1826, une nouvelle épidémie de variole a sévi sur la population de L'Aigle, une vingtaine de croups s'est offerte à mon observation, et pas un, comme dans le cas précédent, ne s'est compliqué avec la petite vérole.

§. 4. *Le croup est-il épidémique?*

Je ne dirai pas que le croup est épidémique parce que j'ai vu plusieurs enfans d'une maison en être atteints dans quelques jours ou simultanément; mais j'affirmerai qu'il est des saisons où j'ai observé cette maladie sévissant sur un grand nombre d'enfans à la fois. Au commencement de novembre 1822, j'ai eu à traiter dans la même rue sept enfans ayant le croup; mais, sans admettre qu'il soit épidémique, on peut expliquer cette fréquence de la maladie et le nombre d'individus frappés, par les influences locales dont j'ai parlé plus haut. Cependant il n'est pas impossible que le croup soit épidémique, et M. Valentin en rapporte des exemples observés en Suède, en Franconie, en Gallicie, en Pologne, dans le Wurtemberg, en Souabe, à Vienne en Autriche, en Angleterre et en Amérique. Il résulte pourtant des documens recueillis sur cette maladie, que le plus souvent elle est sporadique.

Le croup étant une phlegmasie de la membrane muqueuse du larynx, susceptible de s'étendre à la trachée et aux bronches, et ne différant des autres inflammations des muqueuses que par son siége et son intensité, il semblerait oiseux de rechercher s'il est contagieux : cependant le docteur Gregory, de Londres, est pour l'affirmative. Je vais extraire de la Revue médicale ce fait tiré des journaux anglais et cité dans son numéro de février 1826.

Le docteur Gregory fut appelé pour donner des soins à un enfant qui avait depuis six jours un mal de gorge avec aphtes. Selon sa mère, cette maladie avait succédé à une éruption semblable à la scarlatine. L'enfant avait quatre ans et demi; il toussait, il respirait avec un peu de difficulté. M. Gregory prescrit la décoction de kina acidulée, un purgatif et un vésicatoire.

En revenant le voir le lendemain, il apprend que vers minuit des symptômes non équivoques de croup s'étaient manifestés. La maladie avait déjà fait de grands progrès : l'enfant gissait dans son lit, la tête renversée pour tendre la partie antérieure du cou, respirant avec de pénibles efforts; la face était pâle et abattue, le pouls d'une fréquence extrême. (Application de sangsues au cou, calomel répété de deux heures en deux heures.) La faculté d'avaler se perdit bientôt, et l'enfant succomba environ vingt-quatre heures après l'invasion des symptômes caractéristiques du croup. A l'ouverture du cadavre, la trachée se trouva contenir un tuyau assez épais de lymphe coagulable, et qui descendait presque jusqu'à la bifurcation des bronches : le larynx contenait une quantité considérable de matières denses et glaireuses.

Douze jours après, le docteur Gregory est rappelé dans la même maison, pour donner des soins à un enfant de trois ans, frère du premier malade; il était à la dernière période du croup : la face était cadavéreuse, la respiration sonore et laborieuse. Sa maladie avait commencé quatre jours après la mort de son frère aîné; un médecin du voisinage l'avait visité jusqu'alors. Les symptômes particuliers au croup existaient depuis vingt-quatre heures. Le docteur Gregory se contenta de prescrire le calomel et un bain chaud qui procurèrent un soulagement remarquable; un vésicatoire avait été appliqué sur la gorge dans la matinée. L'enfant mourut neuf heures après la visite; la ressemblance entière de sa maladie avec celle du frère aîné, fit que l'on se dispensa d'examiner le cadavre.

La malheureuse mère avait un troisième enfant; c'était une petite fille âgée de six ans, et aussi remarquable par sa beauté que par sa bonne santé. Le docteur Gregory devint très-inquiet sur son sort, et conseilla de l'éloigner d'un appartement imprégné de miasmes que tout le portait maintenant à croire contagieux. Soit difficulté d'exécution, soit incrédulité, l'avis du docteur ne fut pas suivi;

il profita de l'occasion pour surveiller de près cette jeune fille. Dès le lendemain 19 décembre, des signes d'angine tonsillaire se déclarèrent, sans toutefois affecter la santé générale. Le 20, les tonsilles étant plus gonflées et un peu de fièvre s'étant déclarée, six sangsues furent appliquées au cou, la malade prit un gargarisme et une mixture purgative. Le 21, le gonflement des amygdales était diminué, la déglutition plus aisée et la respiration tout à fait libre : mais, le 24 au matin, la respiration devint bruyante et la malade éprouva beaucoup d'agitation. A une heure de l'après-midi, quand le médecin la visita, le vomissement s'était ajouté à ces symptômes fâcheux, le pouls était devenu très-dur et vibrant, il donnait au moins cent quarante-quatre pulsations par minute. La veine jugulaire gauche fut ouverte, et huit onces de sang furent tirées par un jet large et rapide (selon la théorie et la recommandation du docteur Charles Scudamore) : l'enfant s'évanouit et éprouva ensuite des nausées ; mais le soulagement de la respiration fut considérable et très-prompt. Trois grains de calomel, avec une égale quantité de poudre antimoniale, furent prescrits à prendre de deux heures en deux heures. Néanmoins, le soir, les symptômes du croup reparurent, le pouls était demeuré dur et très-fréquent. On sentait les battemens de cœur qui étaient violens : la langue et la bouche étaient sèches. La jugulaire fut ouverte et on laissa couler quelques onces de sang; le vomissement survint. Jamais le sang n'offrit de couenne inflammatoire; seulement, le caillot qu'il formait était très-consistant : une demi-heure après, la malade fut plongée dans un bain tiède, ce qui lui procura une nuit assez tranquille : un vésicatoire fut appliqué sur la poitrine pour arrêter une toux fatigante.

Le 25, les symptômes fâcheux revinrent avec une nouvelle violence : six sangsues à la gorge, un bain tiède et une potion purgative, furent, comme la première fois, les moyens qu'on leur opposa. Ils procurèrent un moment de soulagement : mais, le soir, l'anxiété revint et la respiration fut laborieuse : fomentations sur la région du larynx, bain tiède. Le lendemain, la malade paraît épuisée : on lui applique quelques sangsues pendant la nuit, parce que le bain n'a pas produit assez de soulagement. Le docteur Gregory se décide à recourir aux stimulans ; mais l'enfant meurt à sept heures du soir.

A l'ouverture du cadavre, les anneaux supérieurs de la trachée artère offrent les traces d'une inflammation intense : une quantité considérable de matière purulente oblitère la cavité. C'est en vain qu'on cherche, soit la concrétion albumineuse commençant à se former, soit les débris qu'elle aurait laissés en se détachant et se brisant ; on n'en trouve aucune trace : les poumons étaient dans l'état naturel.

Le docteur Gregory, sans vouloir imposer sa conviction à personne, paraît fermement convaincu que c'est par contagion que le croup s'est propagé aux trois enfans qu'il a successivement moissonnés. Aux faits qu'il a rapportés il a joint une contre-épreuve qui mérite d'être citée ici. Dans la maison où sont morts les trois enfans, et dans une chambre assez voisine pour que les circonstances d'exposition soient absolument identiques, il y a une famille composée de plusieurs enfans en bas âge, qui ont été garantis de la terrible maladie par la simple précaution qu'a eue la mère d'empêcher toute communication avec les enfans malades. Le docteur Gregory termine en se promettant à l'avenir d'ordonner toujours la séquestration des enfans attaqués du croup, comme une mesure de prudence.

J'ai vu, le 6 novembre 1822, L. Pauthier, atteint du croup, sa sœur, Thalie, habitant la même chambre, le contracter le 7; le 8, une petite cousine, Eugénie Baudouin, demeurant dans le voisinage, étant venue voir les petits malades et ayant passé une partie de la journée près d'eux, fut prise de la toux croupale en ma présence.

La 50e observation, rapportée dans cet ouvrage, présente une circonstance semblable; mais dans le même temps et dans différens quartiers de la ville, surtout près de la rivière, plusieurs enfans sont attaqués du croup. On pourrait tout au plus avancer qu'alors le croup fut épidémique à L'Aigle; car je ne conçois pas trop les raisons par lesquelles on prouverait la possibilité de la contagion.

§. 5. *Le croup est-il quelquefois consécutif d'une autre maladie? certaines épidémies le rendent-ils plus fréquent?*

Je rapporte deux exemples d'enfans qui, à peine guéris de la coqueluche et de la rougeole, furent atteints d'un croup très-aigu (obs. 40e et 41e); mais je n'oserais affirmer que la préexistence de ces maladies ait déterminé le développement de celui-ci. J'ai observé, pendant l'été et l'automne de 1825, des épidémies de variole, de rougeole et de coqueluche, et je n'ai eu à traiter que sept croups, dont aucun des sujets n'avait eu auparavant l'une des maladies citées; ce qui prouverait qu'il n'existe aucun rapport entre les épidémies de phlegmasies cutanées ou de coqueluche et la fréquence du croup.

§. 6. *Quelle est la mortalité relative du croup?*

La solution de cette question est maintenant facile, et les tableaux de mortalités rapportés dans plusieurs ouvrages ne peuvent désormais être utiles qu'à prouver que les observations, sur lesquelles ils ont été tracés, avaient été incomplètes, dans ce sens que la maladie avait été attaquée ou reconnue trop tard, ou bien encore qu'elle avait été combattue par des moyens généraux ou empiriques, son véritable caractère n'ayant pas été suffisamment apprécié. Maintenant que le monde médical doit être convaincu que le croup est une phlegmasie ordinairement très-aiguë; si chaque médecin, à portée de traiter cette maladie, s'attache bien à en reconnaître la toux, *signe pathognomonique et ne manquant jamais*, s'il est appelé au début, il peut répondre de la guérison. Cette assertion pourra paraître exagérée à quelques-uns; mais qu'ils se donnent la peine de parcourir les exemples rapportés dans cet ouvrage et que j'aurais pu rendre plus nombreux, ils y puiseront la conviction que le croup, reconnu et attaqué convenablement *au début*, est toujours curable, quelle que soit l'intensité de son invasion. Si au contraire le médecin est requis lorsque la toux est déjà aphonique (21e obs.), la respiration *anserine*, interrompue par un *cri de coq;* si l'anxiété est considérable, en un mot, si tous les symptômes graves déjà rapportés existent et annoncent que le croup dure depuis deux, quelquefois trois ou quatre jours, la membrane croupale est déjà formée; presque tous les enfans arrivés à cette période de la maladie périront : la mort sera d'autant plus probable que la densité de la concrétion sera plus grande et rendra l'expulsion plus difficile ou même impossible (obs. 21e, 24e, 11e, 10e, 36e) : plus elle se rapprochera de la consistance muqueuse ou puriforme, plus il y aura espérance de guérison (53e obs.). Je ne crois pas que l'âge (dans nos climats au moins) ait une grande influence sur la densité plus ou moins considérable de la concrétion croupale, ainsi que l'ont cru quelques médecins danois ou allemands. Elle est, selon moi, toujours déterminée par le degré de l'inflammation et sa durée.

CHAPITRE VII.

ÉTAT DES ORGANES APRÈS LA MORT.

Les altérations observées sur les sujets morts du croup sont de deux espèces; les unes sont constantes et ont leur siége dans le tube aérien, les autres ne sont que secondaires ou accidentelles (1). Ainsi, que plusieurs

---

(1) M. Aimé Grimaud établit, dans un Mémoire à la Société de la faculté, le 23 novembre 1820, « que « ce sont les cryptes ou follicules muqueux de la tra-

auteurs aient trouvé la glande thyroïde engorgée chez les uns, le thymus chez les autres, un emphysème, une infiltration de sang dans le tissu cellulaire de la trachée ou des bronches, ou même du tissu pulmonaire, ces altérations manquant chez le plus grand nombre, leur description prouve seulement l'exactitude de l'observateur, mais n'est d'au-

---

« chée-artère, qui, par la phlegmasie dont ils sont « frappés, constituent le croup », tandis que dans la *bronchite* des adultes il y a *inflammation rouge* de la membrane muqueuse de ce canal. C'est de cette différence qu'il fait dépendre la formation de mucosités abondantes et d'une fausse membrane dans le croup, tandis que dans celle-ci il y a défaut de sécrétion. J'avoue que je ne conçois guère la possibilité de l'existence de la phlegmasie des follicules muqueux à laquelle ne participerait pas la membrane muqueuse. Cette distinction n'est d'ailleurs d'aucune utilité pour se déterminer dans le choix des moyens à employer dans le traitement de cette maladie.

Le même médecin indique, comme *existant toujours* simultanément avec les lésions de la trachée, des désordres dans le tube digestif et l'encéphale. Cette gastrite dont il a trouvé des traces, phlegmasie dont, dit-il, le duodenum et le vésicule du fiel sont exempts tandis que le reste de l'intestin présente des lésions considérables; cette inflammation, dis-je, n'aucun secours pour assigner à la maladie son véritable caractère. La connaissance de celui-ci doit résulter de l'inspection des voies aériennes : or, voici ce que tous les auteurs, qui ont vu le croup et les lésions qu'il laisse après lui, s'accordent à rapporter sur celles-ci. 1° Une membrane blanche ou grisâtre, ou concrétion membraniforme plus ou moins

---

rait-elle pas été occasionnée par l'espèce de médication adoptée? Je rapporte un exemple de gastrite causée par les vomitifs et le carbonate d'ammoniaque donnés à trop fortes doses dans un accès de croup (obs. 16e).

Comme, dans son Mémoire, M. Grimaud ne fait pas mention du traitement auquel avaient été soumis les enfans dont il a fait l'ouverture, il est permis de supposer que des révulsifs trop actifs avaient été employés, et avaient donné lieu au développement de la phlegmasie du canal digestif et par suite aux lésions cérébrales, à cause de la liaison qu'établissent entre ces organes les nerfs pneumo-gastriques et grand-sympathique, comme l'indique très-judicieusement l'auteur du mémoire. Il faudrait que de nouvelles autopsies, faites sur des enfans chez lesquels les révulsifs internes n'auraient pas été mis en usage, vinssent confirmer les assertions du docteur Grimaud, pour qu'on pût admettre cette conséquence qu'il tire, que le croup est lié à une *entéro-céphalée*.

consistante et dont l'adhérence à la membrane muqueuse du larynx et quelquefois de la trachée-artère est variable ; 2° une substance puriforme, souvent plus consistante que le pus ; 3° des mucosités ; 4° des traces d'inflammation, de tuméfaction de la membrane muqueuse, selon que la maladie a eu plus ou moins d'intensité ou de durée : d'où il résulte qu'elle peut être rouge et très-tuméfiée, n'avoir qu'une couleur rosée et même être pâle.

Baillou, et après lui Ghisi, sont les premiers qui aient parlé de la membrane croupale et aient fixé l'attention des médecins sur cette concrétion. Des observations ultérieures sont venues confirmer ces premières idées sur cette terminaison du croup, et les recherches des modernes ont assigné à cette membrane ses véritables caractères chimiques. Il résulte des expériences qui ont été faites et notamment de celles de Schwilgué, qu'elle est presque totalement formée d'albumine. « Elle est insoluble dans l'eau froide et dans « l'eau bouillante ; mais elle est soluble dans « les alcalis étendus d'eau par l'intermède de « la chaleur. Par l'incinération, elle donne « du carbonate de soude et du phosphate de

« chaux. » Les matières *piogènes* ou *myxagènes*, trouvées dans le larynx ou la trachée après la mort, ont donné les mêmes résultats chimiques. « Elles blanchissent et se coagu-« lent par la chaleur, l'eau bouillante, les « acides et l'alcohol. Elles deviennent lim-« pides quand on les chauffe avec les alcalis « étendus d'eau. Enfin l'incinération y dé-« montre également du carbonate de soude « et du phosphate de chaux. Elles sont donc, « en dernier résultat, composées d'albumine « comme la fausse membrane, mais dans un « état de coagulation moins avancé ». (1)

Je continuerai de citer Royer-Collard pour combattre l'opinion de ceux qui prétendent que la membrane est de la même nature que le mucus sécrété dans l'état sain par la membrane muqueuse du conduit aérien; que seulement, dans le croup, cette substance devient concrète, ou par une combinaison plus considérable d'oxigène, ou par l'augmentation du calorique, ou enfin par la compression qu'éprouve l'air expiré. « Toutes ces « explications sont aussi vaines que le prin-

(1) Dictionnaire des sciences médicales, tom. VII, pag. 460, art. de Royer-Collard.

« cipe qu'elles supposent. (1) Il suffit d'étu-
« dier avec quelque attention le beau travail
« de MM. Fourcroy et Vauquelin sur le *mu-
« cus animal*, pour demeurer convaincu que
« cette dernière substance a une nature pro-
« pre et qui ne permet point de la confondre
« avec la concrétion croupale, qu'elle n'est
« point formée par l'albumine comme cette
« dernière, que si elle en contient dans cer-
« tains cas, ce n'est qu'accidentellement; que
« ni l'action de l'oxigène, ni celle du calori-
« que, ne peuvent lui en communiquer les
« caractères, et que ce n'est qu'à la suite
« d'une inflammation plus ou moins marquée
« des membranes qui la sécrètent qu'on la lui
« voit prendre : d'où il résulte que le seul
« développement d'une fausse membrane dans
« le croup démontre, d'une manière certaine,
« la nature primitivement et essentiellement
« inflammatoire de cette maladie, conclusion
« qui du reste est parfaitement d'accord avec
« l'histoire de sa marche, de ses symptômes,
« de ses lésions cadavériques et de son trai-
« tement. »

---

(1) Dictionnaire des sciences médicales, tom. VII, pag. 460, art. de Royer-Collard.

§. 1. *Affections analogues au croup, que l'art fait naître ou que la nature produit quelquefois chez les animaux.*

Parmi les expérimentateurs qui ont essayé à produire sur les animaux des phénomènes analogues à ceux observés chez l'enfant qui succombe au croup, on cite particulièrement MM. Albers de Bremen et Duval de Brest. Ces essais ont été faits sur des chevreaux de tout âge, des chats, des chiens, des canards, des poules et un jeune loup. Plusieurs substances ont été employées depuis l'alcohol très-fort jusqu'à l'acide muriatique oxigéné : l'action du galvanisme a aussi été essayée. « M. Albers, dans plusieurs cas, n'a produit « que des éternuemens et de la toux ; mais, « dans les autres, il s'est joint à ces premiers « phénomènes une gêne extrême de la respira- « tion, une voix rauque, une inspiration sonore « et sifflante : l'animal a succombé ; et, après « sa mort, on a trouvé constamment des mar- « ques évidentes d'inflammation sur la mem- « brane muqueuse du canal aérien, accom- « pagnées tantôt d'un cylindre membraneux « développé dans la trachée, tantôt d'une « espèce de corde membraneuse suspendue

« dans la cavité de cet organe, tantôt enfin « d'un corps opaque, épais et de forme ir- « régulière qui adhérait à sa partie posté- « rieure. Les irritans, qui ont paru agir avec « le plus d'efficacité dans ces expériences, « sont l'oxide rouge de mercure mêlé à l'huile « de thérébentine, le muriate oxigéné de « mercure, et le nitrate d'argent fondu. L'al- « cohol, le gaz acide muriatique oxigéné et « l'action galvanique n'ont produit que des « effets momentanés, tels que des éternue- « mens, de la toux, de fortes convulsions, « mais n'ont point amené la mort ni même « altéré profondément la santé. » (Rapport de la commission du croup). M. Duval de Brest a obtenu à peu près les mêmes résultats au moyen de l'injection de l'acide sulfurique étendu d'eau, dans la trachée.

« On peut, dit Royer-Collard, tirer de ces « faits deux conclusions différentes. La pre- « mière est que, s'il n'est pas au pouvoir de « l'art de produire le croup chez les ani- « maux vivans, il est du moins en son pou- « voir de produire, à l'aide d'une forte irri- « tation, une partie des symptômes qui lui « appartiennent. La seconde est que, chez « les animaux comme chez l'homme, la for-

« mation d'une fausse membrane dans l'in-
« térieur de la trachée, dépend toujours
« d'une inflammation préalable, observation
« qui confirme ce qui a été dit du caractère
« inflammatoire du croup et qui en fournit
« une nouvelle preuve. » (1)

La pépie qui attaque les volailles et surtout les jeunes poulets, maladie caractérisée par l'existence d'une couenne qui revêt la langue et le larynx, change la voix, donne lieu à la dyspnée et à la suffocation, peut-elle être considérée comme le croup chez ces oiseaux? C'est ce que je ne voudrais pas affirmer, n'ayant jamais dirigé mes recherches vers ce point. Cependant, au rapport du docteur Valentin, des médecins américains assurent avoir vu cette maladie non-seulement sur ces volatils, mais encore sur des chiens et sur des chevaux. Le docteur Rush dit l'avoir observée une fois sur un cheval; mais jamais sur d'autres animaux (2). On cite encore une épizootie, observée en Italie, à laquelle Ghisi a dit trouver beaucoup d'ana-

(1) Dict. des siences médicales, art. croup par Royer-Collard.

(2) Recherches hist. et pratiq. sur le croup.

logie avec le croup. Une semblable maladie, sévissant sur les bœufs aux environs de Berne, a aussi été le sujet d'une dissertation. Le docteur Double a observé, sur les chats et les agneaux, des affections analogues et dont il donne la description dans son Traité sur le croup : mais l'observation la plus concluante est celle recueillie par M. Viellard, près de Clermont (Puy-de-Dôme), communiquée à la société de médecine de Lyon par M. Gohier, professeur à l'école vétérinaire. Copie en avait été envoyée à M. Valentin par feu le docteur Petit : je vais la rapporter comme je la trouve dans les *Recherches*.

OBSERVATION SUR UNE VACHE.

M. Viellard, élève et répétiteur de l'école vétérinaire de Lyon, fut appelé, le 25 octobre 1807, à huit heures du matin, pour voir une vache, âgée d'environ neuf ans, qui était malade depuis trente-six à quarante heures. Cette vache avait rendu, par la bouche, depuis l'invasion de la maladie, au rapport de celui à qui elle appartenait, une espèce de membrane celluleuse de neuf à dix pouces de longueur sur un pouce et demi de largeur, et deux lignes à peu près d'épaisseur.

M. Viellard observa les symptômes suivans : tristesse, refus de toute espèce d'alimens, tête basse, grande difficulté de respirer avec sifflement, extrémités antérieures écartées l'une de l'autre, oreilles froides, pouls plein et lent, muffle sec, marche chancelante. Il pratiqua une saignée et conseilla d'administrer, toutes les deux heures, deux bouteilles d'une décoction de bourrache miellée et quelques lavemens.

A onze heures, cette vache rendit encore par la bouche une portion de membrane semblable à la première, et d'un pied environ de longueur. A deux heures, elle en rejeta autant. Cependant la respiration parut devenir encore plus pénible, et le sifflement ou plutôt le râlement augmenta jusqu'à onze heures du soir; alors cette bête mourut comme suffoquée.

Autopsie.

Les viscères de l'abdomen étaient sains, à l'exception du foie dont la substance présentait plusieurs petites tumeurs enkystées, mais qui existaient vraisemblablement avant la maladie des voies aériennes. Il y avait dans les poumons un grand nombre de petites tumeurs pareilles à celles du foie; toutes étaient remplies d'une matière claire et limpide : une seule contenait un peu de pus.

La trachée-artère renfermait, depuis la glotte jusque dans les bronches, une sorte de concrétion membraneuse, en partie libre et en partie adhérente à la face interne du conduit aérien, dont elle remplissait environ les deux tiers. Cette concrétion inorganique était absolument semblable aux portions que l'animal avait rendues; et c'est sans doute à sa présence, dit l'auteur, qu'il faut attribuer la prompte suffocation de la vache.

§. 2. *Angine croupale, par M. Jacob, vétérinaire au 1er régiment de Carabiniers.*

Le 6 janvier 1825, on m'amena à l'écurie de nos chevaux malades une jument âgée de six ans, qui appartenait à un capitaine du régiment et présentait les symptômes suivans :

Gêne excessive de la respiration, toux fréquente, sonore; inspiration sifflante; pouls petit et serré, donnant cent quinze à cent vingt pulsations; langue rouge et sèche, yeux larmoyans. Lorsqu'on portait la main à l'arrière-bouche, l'animal témoignait une grande sensibilité, et l'on ne parvenait qu'avec peine à toucher cette partie. Les causes les plus légères provoquaient une toux forte et répétée qui revenait par quintes plus ou moins violentes. Chaque fois que l'animal toussait, il rendait par les naseaux une matière jaunâtre, souvent accompagnée de lambeaux membraniformes. Il n'existait point d'engorgement de l'arrière-bouche comme dans l'angine; le seul symptôme d'inflammation qui se faisait remarquer, était la douleur existante sur la membrane muqueuse du larynx. Le mucus était quelquefois parsemé de stries de sang. La bête était assoupie, et offrait, pour ainsi dire, de légers symptômes apoplectiques. Les yeux étaient couverts par les paupières.

La réunion de ces symptômes m'ayant fait comparer cette maladie au croup dans l'homme, je mis en usage le traitement suivant.

Diète sévère, eau blanche et paille, saignée de sept livres.

Le deuxième jour, une saignée de six livres, trois bains de vapeur, et à l'intérieur miel et gomme arabique.

Le troisième jour, je fis administrer, de deux heures en deux heures, quinze grains d'émétique; j'appliquai un fort vésicatoire sur la région sternale.

Le quatrième jour, trois grains d'émétique dans vingt-quatre heures.

Le cinquième jour, douzième du mois, la glande maxillaire droite s'engorgea; application de deux sétons au poitrail.

Le 13, un purgatif.

Les 14, 15 et 16, deux gros de kermès et deux onces de gentiane dans le miel.

Le 19, j'appliquai deux nouveaux sétons à l'encolure du côté de la glande engorgée.

Les 18, 19, 20 et 21, continuation de l'opiat kermétisé. Le 22, la glande n'était plus engorgée, et l'écoulement par les naseaux avait disparu.

Le 23, je cessai tout médicament. La cure fut terminée par un purgatif et la suppression successive des sétons.

Il résulterait donc, de la réunion de ces documens, que le croup, ou une maladie analogue, peut attaquer les animaux.

CHAPITRE VIII.

TRAITEMENT DU CROUP.

S'il est une maladie sur le traitement de laquelle des opinions nombreuses et contradictoires aient été soutenues, c'est sans contredit le croup. Vomitifs, purgatifs, toniques, antispasmodiques, vésicatoires, synapismes, cautère actuel, ont été tour à tour recommandés, et des succès heureux ont été rapportés comme résultat de leur emploi. Il est clair que cette différence dans l'application des moyens qui conviennent pour arrêter ou combattre cette maladie, dépend de l'idée que chacun s'est formée sur sa nature.

Le remède, dont l'expérience a sanctionné l'efficacité et qu'on pourrait considérer comme le spécifique du croup, est la saignée locale obtenue par une application de sangsues faite à la région du larynx. Si ce moyen est employé au début de la maladie, c'est-à-dire, dès que la toux croupale annonce son invasion, on est toujours certain de guérir le malade. On a pu lire l'histoire de croups très-aigus et s'offrant avec le cortége des symptômes les plus graves, et cependant guéris très-promptement, parce que l'activité des moyens a été proportionnée à la gravité des accidens. Le croup est une des phlegmasies aiguës, dans l'issue desquelles il serait imprudent de compter sur les efforts de la nature. Si quelquefois une toux croupale a disparu sous l'influence de quelques moyens simples, cela est très-rare et n'autorise pas à adopter une médecine d'expectation qui serait funeste dans le plus grand nombre des cas.

Avant d'examiner les divers remèdes conseillés dans le traitement du croup, je vais rapporter ceux que j'employe et qu'on a déjà pu reconnaître en lisant les observations citées dans cet ouvrage.

Un enfant a-t-il la toux croupale, je conseille aux parens, qui dans ce pays-ci ont presque tous eu l'occasion de l'observer, et la connaissent si bien qu'il est rare qu'ils s'y trompent, je conseille, dis-je, de faire vomir le malade en attendant le médecin. Cette révulsion, opérée dès l'invasion, suffit souvent pour emporter la toux et faire avorter la maladie. S'il existait une gastro-entérite concomitente, la fièvre et tous les signes qui la caractérisent leur indiqueraient suffisamment qu'ils ne doivent pas s'en rapporter à eux-mêmes. Mais, si je suis appelé au début, que l'accès soit faible ou fort, dès que la toux est croupale, je fais appliquer des sangsues à la région du larynx; quelquefois je fais suivre de près le vomitif, s'il n'y a point de contr'indication. Il est beaucoup de cas où je me suis abstenu de ce dernier moyen, et je crois qu'on pourrait en réserver l'usage pour le dernier temps de la maladie, c'est-à-dire quand, le médecin réclamé trop tard, les accidens ont marché, ont pris de la gravité et obligent de faire succéder les révulsifs aux évacuations sanguines. Cette circonstance exceptée, je m'en tiens presque toujours maintenant à l'application des sangsues et à des boissons mucilagineuses et gommeuses. Quant à l'emploi des révulsifs internes, on conçoit qu'il doit être subordonné à l'état de l'estomac et des intestins, principe général duquel aucun médecin ne devrait jamais s'écarter.

Sur le grand nombre de croups que j'ai eu l'occassion de traiter, je n'ai jamais trouvé la nécessité d'avoir recours à la saignée générale. Je conçois pourtant qu'au début de la maladie, chez un sujet fort, sanguin, ce moyen peut devenir indispensable; mais j'ai traité des personnes adultes, fortes et sanguines, chez lesquelles cependant la saignée locale a toujours été suffisante (5e, 15e obs.). Ne pourrait-on pas croire que si, chez la dame qui fait le sujet de l'observation fournie au Journal complémentaire des sciences médicales par M. Delpech, le croup n'eût pas été méconnu au début par le médecin ordinaire, les moyens conseillés trop tard eussent réussi. La membrane croupale était déjà formée quand le docteur Delpech arriva, aucun moyen ne pouvait sauver son intéressante malade. Il suffit de rapporter cette observation pour en être convaincu; je vais laisser parler l'observateur : « Je fus appelé, le 6 avril 1823, à onze heures du matin, pour donner mes soins à madame de Ch.....; je la trouvai assise sur son lit, dans une agitation continuelle, se jetant sans cesse à droite et à gauche, et j'observai les symptômes suivans : toux bruyante ayant ce caractère particulier qui a fait comparer la toux croupale à l'aboiement d'un jeune chien; mouvement d'élévation et d'abaissement du larynx, précipité et très-visible, suffocation imminente, anxiété extrême, pouls petit, irrégulier, cessant par intervalles; face et lèvres bleuâtres, yeux saillans et ternes, langue dans l'état normal, amygdales légèrement rougeâtres; aucune odeur fétide ne s'exhalait de la bouche. La malade, qui pouvait difficilement parler et qu'on entendait à peine, me dit à diverses reprises : *J'ai le croup*, je vais étouffer.

« Cette dame, âgée de trente-un ans, mère de deux enfans, ayant commencé à allaiter le premier, était grande et bien faite, d'une forte constitution et d'un bel embonpoint : elle avait joui jusque-là d'une bonne santé, sauf des rhumes assez fréquens, quelques palpitations et des retours d'un sentiment de constriction à la gorge.

« Le 4, madame de Ch.... avait éprouvé un mal de gorge pour lequel le médecin ordinaire prescrivit des gargarismes adoucissans et des pédiluves.

« Le 5, il toucha les amygdales avec un pinceau trempé dans de *l'acide nitrique* affaibli par l'eau, et fit appliquer *trois sangsues de chaque côté*, à la région sous-maxillaire.

« Le 6 au matin, il fit donner *un demi-grain de tartrate antimonié de potasse et dix-huit grains d'ipécacuanha* et appliquer un vésicatoire à la nuque; il prescrivit un look blanc avec *un grain de kermès*, dont une partie seulement fut prise par la malade. Le vomitif fit rendre des matières muqueuses et détermina plusieurs selles fréquentes, dans lesquelles on trouva *quelques portions de fausse membrane*, ayant la forme de la membrane interne des intestins.

« Arrivé ce jour même, ainsi que je l'ai dit, je demeurai frappé du danger imminent de suffocation où se trouvait cette intéressante malade. Je demandai qu'on fît inviter le médecin ordinaire et le consultant dont on avait fait choix à se rendre de suite près d'elle.

« Réuni à deux praticiens distingués, je déclarai que madame Ch..... *était atteinte du croup*, et je proposai *sans espoir de succès, vu l'intensité des accidens et le temps qui s'était écoulé*, de suspendre à l'instant l'administration du look kermétisé, d'appliquer des synapismes aux pieds et vingt-quatre sangsues au cou : mon avis fut adopté, *quoiqu'on ne partageât pas mon opinion sur la nature de la maladie*. Ces moyens procurèrent un soulagement tel, que la malade se crut hors de danger; je commençai moi-même à espérer que mon fatal prognostic ne se vérifierait pas : mais à deux heures après midi, retour des accidens, suffocation imminente, respiration encore plus pénible, syncope; nouvelle application de synapismes aux mollets, manuluves synapisés. L'état de la malade étant resté stationnaire, je perds le faible espoir que j'avais conçu de son rétablissement. A sept heures du soir, nouvelle consultation : vingt-cinq sangsues furent posées à la partie moyenne du cou, après quoi on appliqua sur cette partie un topique composé d'huile d'amandes douces et d'alcali volatil. A huit heures, le pouls est petit, intermittent; une sueur froide couvre le corps de la malade, la gêne de la respiration augmente, la face se tuméfie, les ongles deviennent bleuâtres, la malade dit qu'elle étouffe d'avantage, et cependant elle éprouve un léger mieux par instans, mieux qui ne pouvait me rendre l'espoir que j'avais entièrement perdu. A minuit, l'agitation redouble, syncopes répétées; j'applique cinq ventouses, dont deux scarifiées à la partie supérieure de la poitrine. A trois heures, agitation extrême; la malade porte sa tête à droite, à gauche, la renverse en arrière, jette ses bras au dehors; léger délire : elle prononce des mots sans suite, perd connaissance, et meurt à cinq heures du matin.

« Le 8, à huit heures après midi, la famille me pria de faire l'ouverture du corps. Je fis prévenir aussitôt le médecin ordinaire, qui *sans doute ne put se rendre à cette invitation;* après l'avoir attendu, je procédai à l'ouverture, le même jour, à dix heures et demie du soir, conjointement avec M. le docteur Boisseau, M. Brunet, médecin chargé de constater les décès, étant présent.

« Il n'y avait aucune trace d'inflammation dans l'arrière-bouche. Le larynx et la partie supérieure de la trachée-artère étant ouverts, nous trouvâmes toute la face interne de ces organes revêtue d'une fausse membrane, dont je soulevai la partie qui recouvrait la région supérieure du larynx, et dont je détachai aisément toute la moitié inférieure. Cette fausse membrane, de l'épaisseur d'une feuille de papier gris, assez résistante pour ne se déchirer qu'avec un léger effort, était très-immédiatement appliquée sur la membrane muqueuse, dont il ne fut cependant pas difficile de l'isoler. Celle-ci était d'un rouge pâle, très-épaisse, surtout à la glotte *dont les bords étaient presqu'en contact par suite de cet épaissis-*

sement : les ventricules du larynx étaient effacés.

« La fausse membrane s'étendait à toute la longueur de la trachée-artère, occupait la bifurcation des bronches, et se prolongeait dans les premières ramifications bronchiques au-delà desquelles je ne la poursuivis pas.

« Les poumons étaient parfaitement sains dans leur parenchyme ainsi que la plèvre; ils étaient seulement un peu gorgés de sang à leur partie postérieure.

« Le cœur était adhérent dans plusieurs points au péricarde, et manifestement plus volumineux dans toutes ses parties qu'il ne l'est ordinairement; il était mou dans la totalité, mais surtout du côté droit; les ventricules étaient plus amples qu'ils ne le sont ordinairement. La tête et le bas-ventre ne furent pas ouverts. »

La maladie avait été bien évidemment méconnue, et si, dès l'invasion, comme je le disais plus haut, le traitement employé par le docteur Delpech eût été mis en usage, nul doute qu'on eût sauvé la malade, même sans avoir recours à la saignée générale.

Celle-ci pourtant serait indispensable, si, dépourvu de sangsues, il ne restait que ce moyen de combattre avec quelque avantage la phlegmasie de la membrane muqueuse du conduit aérien.

Au reste, la maladie une fois bien connue, le médecin devra toujours prendre sa détermination selon l'époque à laquelle il aura été appelé et d'après les accidens existans, ayant égard à l'âge et à la force des malades.

En général, l'évacuation sanguine locale doit être abondante, si on veut faire avorter le croup promptement, lorsqu'on a le bonheur d'être appelé à temps. Toutes les fois que j'ai obtenu une grande quantité de sang, la maladie a cessé presque instantanément, quelque grave qu'elle fût (7ᵉ, 12ᵉ, 22ᵉ, 34ᵉ, 44ᵉ obs., etc.); au contraire, j'ai vu des récidives quand cette émission n'avait pas été portée assez loin (3ᵉ, 6ᵉ, 8ᵉ, 26ᵉ, 30ᵉ obs.), ou qu'elle avait été négligée. Les craintes que M. Desruelles manifeste sur l'application de nombreuses sangsues, et le conseil qu'il donne d'en mettre peu pour revenir ensuite à cette application, ne me paraissent pas fondés; il serait même dangereux de consacrer un tel principe. J'attribue mes succès, dans les cas graves, à une conduite opposée à celle qu'il recommande : nul doute que les praticiens, qui ont eu occasion de voir souvent le croup, ne partagent mon avis. Le docteur Vieusseux, de Genève, dans son Mémoire sur le croup, mémoire qui a obtenu la première mention honorable, professe cette doctrine. Reil, de Halle, conseille de laisser le sang couler jusqu'à la défaillance. En général, les médecins distingués de la Pologne et de l'Allemagne, ceux de l'Angleterre et de la France, considèrent la saignée locale par les sangsues, faite à la région du larynx et dès le début du croup, comme le meilleur moyen à lui opposer; ils diffèrent seulement sur l'abondance nécessaire de l'évacuation sanguine. Mais, je le répète, plus elle aura été copieuse, plus le succès sera prompt et heureux. Il est pourtant un terme qu'il ne faut pas dépasser; mais la force du pouls, l'état de la face, permettront toujours au médecin attentif d'obtenir une saignée suffisante sans compromettre la vie du malade; il recommandera aux assistans d'arrêter l'hémorragie dès que, les accidens ayant cessé, le *facies* devient pâle : il ne sera point exposé à l'événement funeste que rapporte M. Vieusseux (Journal de médecine de Corvisard), et qui fut dû à la négligeance de ces précautions.

Si quelques auteurs ont blâmé la saignée locale, ou même générale, dans le traitement du croup, ou en ont restreint l'usage à un petit nombre de cas particuliers, c'est qu'ils n'avaient pas de la nature de cette maladie une idée juste. Les uns, appelés trop tard, n'ont vu le croup que lorsque le stade inflammatoire avait déjà été suivi de la formation de la membrane, et quand tous les moyens devaient être employés en vain pour arrêter la marche funeste de la maladie. Il est clair qu'alors la saignée était aussi impuissante que les autres secours thérapeutiques. Remarquons cependant que, dans les cas même désespérés, elle suspend souvent la rapidité de la marche des accidens (21e, 24e obs., celle de M. Delpech); que dans ceux de l'espèce *pyogène* (Blaud), elle peut encore être placée avec avantage au second accès (53 obs.) D'autres, en cherchant à prouver, par des divisions au moins arbitraires, que le croup n'était pas *un* et de même nature dans tous les cas, ont négligé ce moyen quand ils croyaient avoir affaire à un croup nerveux, ou muqueux, ou catarrhal, et lui ont substitué les anti-spasmodiques, les vomitifs, les purgatifs, les toniques, etc. M. Double insiste sur cette distinction en trois espèces, en conclut que le traitement doit varier suivant ces différences et qu'il ne peut y avoir de spécifique du croup. Je ne crois pas que l'auteur soit heureux quand il cherche la preuve de la nécessité de ces distinctions dans les travaux de *Triller*, *Huxham*, *Stoll*, *Selle* et autres sur l'histoire médicale de la pleurésie. Je pense que la subtilité de ces distinctions en pleurésie humide, catarrhale, rhumatique, bilieuse, nerveuse, putride, etc., n'a fait qu'embarrasser le jeune praticien et embrouiller la matière : car ici le spécifique est encore la saignée tant générale que locale; elle est le meilleur moyen qu'on puisse opposer aux épanchemens, à la formation des fausses membranes et aux adhérences, parce que la maladie est essentiellement inflammatoire. Comme dans le traitement du croup, on peut avoir des succès par les révulsifs ou les prétendus contre-stimulans, suivant la méthode de *Rasori*; mais ils seront bien moins certains et moins nombreux, laisseront après eux, dans l'appareil digestif, des traces quelquefois ineffaçables s'ils ont été employés sans discernement.

Jetons un coup d'œil rapide sur les observations citées par le docteur Double pour étayer son système, et nous serons mieux convaincus de la vérité du principe que je soutiens.

1re *observation.* D'abord le docteur Double ne dit pas un mot de la toux croupale; la maladie était à sa troisième période, et l'anxiété inévitable, appelée symptômes nerveux, porta l'auteur à administrer l'éther sulfurique après l'émétique. L'enfant mourut au milieu des convulsions les plus affreuses. Je ne conteste pas ce fait qui prouverait seulement une complication, mais non, à ceux qui ont vu souvent le croup, que les convulsions étaient caractéristiques de cette maladie.

Dans *la* 2e *observation*, je vois une bronchite, suite ou extension d'un corysa, que l'on combat avec une décoction de gayac substituée à l'infusion de fleurs pectorales. Etait-il surprenant que des signes de gastrite vinssent compliquer cet état, et l'émétique et la continuation de la tisane de gayac ne devaient-ils pas l'aggraver? C'est alors qu'il y a parfois des douleurs et comme de l'embarras à la gorge, une toux (qu'on ne caractérise pas), la voix rauque et légèrement glapissante. Ce n'est que le cinquième jour que la toux est désignée *catarrhale*, et pourtant les accidens augmentent le sixième, sans qu'on fasse mention du retour de la toux croupale, ce qui ne manque jamais d'arriver après les intermittences et lors des paroxismes du croup. Cependant l'action d'un émétique fait rendre des matières visqueuses mêlées de plusieurs petits lambeaux de concrétions membraniformes, la guérison s'opère et peut être annoncée le huitième jour. L'éther et le gayac avaient été continués. Une demi-douzaine de sangsues eût épargné bien des craintes.

3e *observation*. Même négligence de caractériser la toux, on dit seulement que la voix présente une altération particulière et difficile à décrire pendant sa durée. On oppose, comme dans les cas précédens, l'éther, les toniques, l'ipécacuanha. Ici la guérison est bien évidemment due à une forte révulsion exercée dès le commencement sur le tube digestif et sur les tégumens du cou. Je suis convaincu qu'une application de sangsues à la région du larynx eût fait avorter la maladie.

4e *observation*. On administre à un enfant de quatre ans, ipécacuanha, forte décoction de *polygala* et de serpentaire de Virginie, avec addition d'oximel scillitique, et d'un demi-gros d'éther pour huit onces de potion, bains de pieds dans l'eau de gondran (1); augmentation des accidens. Le troisième jour, lavemens de tabac, larges vésicatoires au cou antérieurement et postérieurement. C'est seulement alors que six sangsues furent appliquées. Il était trop tard.

5e *observation*. L'enfant est âgé de sept ans; à la suite d'un rhume violent la voix change de nature, respiration très-difficile, menace de suffocation, fièvre intense, assoupissement, toux avec vomissement. Qu'oppose-t-on à cet état qui réclamait impérieusement une émission sanguine? Un grain d'émétique, une décoction de *polygala* avec l'oximel simple.

On obtient des vomissemens suffisans. Cependant les accidens augmentent. Ce n'est que le soir qu'on fait mettre six sangsues au cou. Il était déjà tard, l'occasion avait été manquée; néanmoins une seconde saignée

(1) Mélange d'acide hydrochlorique quatre onces, et d'huile de pétrole blanche un gros, pour un bain de pieds.

locale devait être tentée : j'ai vu cette répétition réussir quand la première application de sangsues n'avait pas produit tout le bien que j'en attendais (3e obs.). Qu'oppose-t-on aux accidens prenant toujours de l'accroissement? Une décoction concentrée de polygala avec l'oximel scillitique à haute dose, et dans huit onces de cette mixture deux grains de tartrate antimonié de potasse, avec addition de vingt-cinq gouttes d'éther. Enfin les vomitifs, les toniques, les révulsifs de toute espèce sont inutilement continués; l'enfant, très-robuste et né de parens sains, meurt le huitième jour. Il eût été probablement sauvé par une saignée locale abondante, placée avant l'émétique et répétée s'il l'eût fallu, au lieu d'en venir de suite à la médecine très-active de l'auteur, moyens qu'on ne doit employer que, lorsqu'appelé trop tard, le médecin veut tenter toutes les voies de guérison. L'immense étendue qu'occupait la concrétion membraniforme prouve combien l'inflammation avait été intense et de quelle nécessité eussent été des saignées abondantes et rapprochées.

La 6e *observation* a pour sujet un enfant de dix ans, très-grand pour son âge, et sujet à des accès épileptiformes. Antispasmodiques le premier jour, vomitifs ajoutés à ceux-ci le second. En un mot, guérison par les révulsifs.

La 7e *observation* offre un enfant atteint du croup depuis quatre jours, auquel aucun moyen n'avait été opposé et contre lequel tous les remèdes auraient probablement été inutiles.

Le 8e *cas* est l'exemple d'un croup précédé des accidens de la dentition et combattu avec avantage par les vomitifs et autres révulsifs tant intérieurs qu'extérieurs.

Viennent ensuite des observations communiquées, très-peu détaillées, où le caractère de la toux est omis et dans lesquelles pourtant on parle de l'altération de la voix et de la dyspnée. On s'efforce de prouver que les succès obtenus par les antispasmodiques, les vomitifs, les vésicatoires et les révulsifs en général, sont dus à ce que la maladie était sous l'influence de *l'élément* nerveux ou cacatarrhal; explication qui peut être appréciée à sa juste valeur.

La 13e *observation* ne donne aucune description de maladie; on n'y parle que de la cause déterminante problable de son invasion et des moyens tirés des vomitifs, des vésicans et autres révulsifs, et employés sans succès.

Les 14e, 15e *et* 16e *observations* sont des exemples de guérison par les vomitifs au début. Mais il est facile d'apprécier, en les lisant, combien on eût évité de danger, de durée et de récidives, si des sangsues eussent été appliquées dès l'invasion. L'idée qu'avait le médecin, auteur de ces observations, que ces enfans étaient d'un tempérament pituiteux, explique le motif de sa conduite.

Le docteur Desruelles a fait moins de divisions; mais elles n'en rendent pas la pratique moins incertaine, et je puis répondre à la question qu'il se pose à lui-même, après avoir décrit deux observations de croup qu'il nomme inflammatoire humide, je puis, dis-je, répondre affirmativement. « Je me suis « souvent demandé, dit-il, si je n'aurais pas « abrégé la durée de la maladie chez les su- « jets des deux observations qu'on vient de « lire, en faisant d'abord une saignée locale. » L'auteur est arrêté, « parce qu'il doute que « la sécrétion abondante de mucosités de la « membrane laryngée et bronchique eût di- « minué par la saignée; il ne l'a pas crue né-

« cessaire parce que ces deux enfans étaient « disposés à la sécrétion muqueuse. » (1)

Que M. Desruelles se rassure ; si des cas semblables se rencontrent encore dans sa pratique, qu'il applique hardiment des sangsues, et la cessation des accidens suivra de près cette médication. J'ai eu plusieurs fois l'occasion de traiter l'asthme suffocant des enfans, caractérisé par un râle muqueux annonçant la présence d'une grande quantité de mucosités dans les bronches, cause de l'anxiété considérable qu'éprouvent les malades, et je me suis toujours bien trouvé de l'emploi des sangsues au-dessous des clavicules. Ces mucosités sont le produit de l'inflammation de la membrane muqueuse ; faites cesser cette phlegmasie et l'équilibre se rétablit. Les mêmes réflexions peuvent s'appliquer au huitième cas de M. Desruelles. Et cependant ce médecin, après avoir rapporté l'observation d'un enfant de cinq mois, *débile, pâle*, auquel deux sangsues avaient été posées au début du croup, ajoute que *la saignée locale a vaincu les premiers accidens*

(1) Traité théorique et pratique du croup, 2e édit., page 59.

inflammatoires (9e observation de son ouvrage). C'est surtout en lisant ses 10e et 11e observations qu'on est convaincu que la saignée locale abondante est le remède le plus efficace à opposer à cette maladie. Et puisqu'il convient « que d'après le témoignage « des auteurs les plus respectables, la saignée « locale est le seul moyen qui leur ait fait obtenir « tenir *les succès les plus nombreux et les* « *plus certains*, que son efficacité est géné« ralement reconnue », comment se fait-il qu'il se range de l'avis d'Albers qui recommande d'être réservé sur les émissions sanguines? Mais cette question doit être définitivement jugée, et tous les praticiens, qui ont vu et traité souvent le croup, répéteront, avec le docteur Gruveilhier : « Qu'on ne crai« gne pas une trop grande faiblesse, la syn« cope est même désirable ; l'inflammation « est rarement arrêtée lorsque l'évacuation « sanguine n'a pas été portée jusqu'à la déco« loration de la face ».

« *Arrêter la marche du mouvement in-* « *flammatoire*, telle est l'indication princi« pale », dit le docteur Blaud.

Comme lui, je rapporte des observations qui prouvent qu'il est des cas où un simple vomitif suffit pour remplir cette indication ; mais, je le répète, je crois plus prudent d'avoir recours de suite à la saignée locale. Sa division du croup en *myxagène*, *pyogène* et *méningogène*, n'a de valeur, à mon avis, que pour établir le prognostic, et ne peut être d'aucun poids dans la fixation du traitement. Celui-ci doit-être toujours le même, ayant toutes fois égard à l'âge et à la force du malade pour déterminer le nombre de sangsues à employer. Ainsi, pour un enfant de trois à six mois, deux ou trois de ces animaux suffisent ; quatre pour un enfant d'un an ou deux ans ; six pour ceux de deux à quatre : depuis cet âge jusqu'à huit ou dix ans, le médecin saura toujours proportionner le nombre de sangsues à la quantité de sang qu'il sera nécessaire d'obtenir pour produire la pâleur de la face.

§. 1. *Boissons.*

La maladie étant essentiellement inflammatoire, il est naturel d'en conclure que les boissons antiphlogistiques seules conviennent dans le croup. On ne peut pas trop se rendre compte du motif qui porte Michaëlis à conseiller le nitrate de potasse à haute dose, à moins qu'il n'adopte l'opinion de Dumas sur la prétendue action débilitante et apyrétique de ce sel neutre. Je conseille ordinairement la tisane d'orge perlé, édulcorée avec le sirop de gomme arabique et prise tiède. En général, cette tisane plaît assez aux petits enfans.

§. 2. *Vomitifs.*

Les vomitifs peuvent être considérés comme ayant une action différente sur la marche et la terminaison de la maladie, selon qu'on les employe dans l'une ou l'autre période; ainsi, quand l'invasion du croup est annoncée par la toux croupale, si l'état des voies digestives le permet, le vomitif suffit quelquefois pour faire avorter la maladie (9e, 23e, 29e obs.); et cette assertion est étayée de l'autorité de Rush, Crawford, Desessarts, Schwilgué, Albers, etc. Il agit bien évidemment ici à la manière des révulsifs. Dans un pays comme celui que j'habite, où la connaissance des symptômes qui caractérisent le croup est, pour ainsi dire, vulgaire, presque toujours les parens commencent par faire vomir les enfans qui en sont atteints, et quelquefois même ce moyen est suffisant et dispense d'appeler un médecin; mais j'ai cru remarquer, comme je l'ai dit ailleurs, que lorsqu'on évitait l'application des sangsues ou que l'émission sanguine était peu considérable, les récidives étaient plus probables et plus fréquentes (8e, 19e, 26e, 27e, 34e, 46e obs.).

A la seconde période, les vomitifs ne sont plus mis en usage dans la vue d'arrêter la maladie ou d'enrayer sa marche; à cette époque on veut, par des secousses produites, procurer l'expulsion des matières qui forment obstacle à l'entrée de l'air dans les poumons. Ce moyen, soit que la maladie ait été méconnue ou attaquée trop tard, compte quelques succès au milieu de nombreux revers; c'est pourquoi il ne doit pas être négligé. Quelquefois il est impossible de faire vomir les malades, quelles que soient les doses d'ipécacuanha ou de tartre stibié qu'on administre, et ce phénomène annonce toujours une terminaison funeste. C'est dans les derniers momens de la maladie qu'il s'observe. Probablement que la congestion cérébrale a diminué la sensibilité nerveuse, et qu'à cette époque les organes ne sont plus susceptibles de stimulation (21e obs.).

§. 3. *Révulsifs.*

Je comprends, sous cette dénomination générale, tous les médicamens qui, en portant sur un point quelconque de la membrane muqueuse gastro-intestinale ou sur la peau une excitation, font cesser celle qui a son siége dans le tube aérien, employés au début, ou en empêchent le retour, mis en usage lors de la terminaison favorable de la maladie. Ces moyens sont donc de deux espèces, les internes et les externes; les premiers comprennent les purgatifs, les lavemens excitans et les vomitifs dont nous venons de parler, les différens sels, etc.; les seconds sont les vésicatoires, le cautère actuel, les linimens, les synapismes. J'ai rapporté des exemples de guérison du croup par le seul emploi des révulsifs au début; mais, de ce que toute espèce de révulsion peut réussir à cette époque de la maladie, il n'en faut pas conclure que la saignée locale peut être évitée. Celle-ci d'ailleurs ne rencontre jamais de contr'indication, tandis que les révulsifs internes ne peuvent souvent, sans un grand danger, être confiés à un appareil digestif trop irritable.

Les révulsifs externes, tantôt appliqués sur

le larynx, tantôt loin de celui-ci, ne produisent suivant moi que des effets très-secondaires, quand ils ne font pas de mal. Je conçois pourtant que, dès l'invasion du croup, une irritation produite à la peau qui recouvre le larynx, peut faire cesser la maladie en opérant la translation au dehors de l'inflammation encore peu considérable de la membrane muqueuse laryngée. C'est ainsi que quelques succès ont été obtenus dans ce pays-ci par l'usage empirique du même moyen dans tous les cas; et qui le croira? l'ammoniaque liquide pure était versée et frottée sur le cou du malade, produisait des ulcérations profondes dont les cicatrices ineffaçables, quand l'enfant guérissait, attestaient la cruauté du procédé.

Une observation, rapportée dans la Gazette de santé (21 mai 1816), prouve que l'application de l'ammoniaque liquide sur les lèvres, les narines, pendant un accès d'épilepsie, a donné lieu à des accidens mortels. Il résulte, de l'ouverture faite par M. Nysten, que le malade a succombé à une inflammation très-aiguë de la membrane muqueuse, du larynx et des bronches, que l'on pouvait comparer à un *croup aigu*: singulier moyen de guérison d'une maladie que celui qui peut la produire! Huxham, Haller, M. Martinet, rapportent des cas dans lesquels l'ammoniaque liquide a occasionné la mort dans l'espace de quelques minutes, après avoir brûlé les lèvres, la langue, le palais (Orfila Toxicol. génér.). L'ammoniaque ainsi employée peut, indépendamment des accidens inflammatoires du larynx et de la trachée, produire la mort en agissant sur le système nerveux et particulièrement sur le prolongement rachidien (tétanos). Ce moyen de révulsion doit donc être rejeté de la saine pratique; il peut d'ailleurs être remplacé par de petits vésicatoires sur les parties latérales du larynx, qui, chez les enfans, agissent très-promptement.

Ce serait ici le lieu de parler du traitement de Réchou; mais on a vu, par les observations rapportées, que c'est toujours comme à des moyens révulsifs énergiques que quelquefois j'y ai eu recours (3e, 34e, 38e, 53e obs.). On a également remarqué que l'emploi de sa mixture n'est pas sans danger quand on a affaire à un estomac irrité (16e obs.). C'est pourquoi on ne devra en venir à cette médication qu'à la seconde période du croup et avec la plus grande circonspection.

La même chose peut être dite du mercure doux ou calomelas que les médecins américains ont beaucoup trop préconisé. Que penser de l'assertion de M. Léopold de Lafontaine? « Le calomel est le premier et l'on peut « même dire le plus efficace de tous les mé- « dicamens employés contre le croup. Depuis que je m'en sers, je n'ai plus perdu « d'enfans atteints de cette maladie. » (1) Vous observerez qu'un peu plus haut le docteur Valentin dit : « M. L. de Lafontaine « compte aussi de nombreux succès par le « calomel : *il administre ce remède après la « saignée locale et le vomitif* ». Ainsi, c'est au médicament qui vient le troisième, quand la saignée locale, véritable spécifique du croup employé à temps, et le vomitif, souvent suffisant pour arrêter la marche de cette maladie, ont été administrés, qu'on attribue la gloire du résultat!!! Il me semble voir un général auxiliaire arriver quand l'armée victorieuse poursuit les vaincus, s'attribuer le mérite des redoutes enlevées et des débris laissés par les fuyards.

---

(1) Valentin, Recherches historiques et pratiques sur le croup, pag. 610.

§. 4. *Expectorans.*

On a donné cette dénomination aux moyens qui, dirigés sous forme de fumigations ou de vapeurs, excitent la toux, l'éternuement et favorisent l'expectoration des matières dont la présence dans le larynx, la trachée-artère et les bronches produit la dyspnée. On a aussi décoré de ce nom certains médicamens internes auxquels on a cru reconnaître une action spéciale sur les organes de la respiration; tels sont le kermès minéral, l'oximel scillitique, la gomme ammoniaque, etc. La titillation de la glotte avec les barbes d'une plume a été aussi recommandée et employée quelquefois avec avantage pour faire rejeter les matières qui l'obstruaient. Aucun de ces moyens ne peut être considéré comme spécifique du croup; mais ils ne doivent pas être négligés quand la maladie, arrivée à sa seconde période, prescrit de tout tenter.

Ainsi les gaz, fumigations, vaporisations, peuvent être dirigés au moyen du flacon *inspiratoire;* on peut se servir aussi d'éponges imprégnées de liquides appropriés et tenues près de la bouche du malade, ou bien encore jeter du vinaigre sur des briques chaudes ou des plaques de métal rougies et produire de cette manière une fumée qui, en provoquant la toux, favorise l'expectoration.

Parmi les remèdes pris à l'intérieur et considérés comme expectorans, il en est un qui, employé en Amérique contre le croup, a joui d'une grande réputation et est encore conseillé, mais avec des modifications; c'est le *polygala seneka*. Cette plante, employée par les Indiens occidentaux contre les morsures des serpens à sonnette, et appliquée à la pleurésie par M. *Tennent*, médecin écossais, témoin des succès de cette racine contre des accidens analogues produits par la morsure de ces reptiles, n'est connu que depuis quatre-vingt-dix ans à peu près. Lemery, de Jussieu, du Hamel, Bouvart, sont les premiers qui en France en aient vanté l'efficacité contre les maladies aiguës et surtout chroniques de la poitrine. Si l'on a égard aux propriétés de cette racine, on sera convaincu, par le seul raisonnement, qu'elle ne doit pas convenir dans les inflammations aiguës; mais il paraît constaté qu'ayant une action spéciale sur le tissu pulmonaire lui-même, elle peut être mise, avec avantage, en usage dans les bronchites chroniques. Ce n'est qu'à faible dose qu'elle est expectorante ; car, extrêmement âcre, elle produit le vomissement, un effet purgatif, ou une diaphorèse, selon le degré d'excitation antérieure de l'estomac, de l'intestin ou de l'organe cutané. Ce médicament, appliqué au traitement du croup, en Amérique, par le docteur Larcher en 1791, est maintenant employé dans toute l'Europe. Le docteur Valentin a donné une notice sur ce végétal, à la société médicale de Tours, en 1801. Depuis il a été employé avec des succès différens par un grand nombre de médecins. On conçoit que, donné au début du croup, et une de ses propriétés, même à petite dose, étant d'entretenir une excitation constante de la gorge, il devrait plutôt aggraver le mal qu'y remédier. Ce n'est donc que dans le cas où le croup, ayant été méconnu ou attaqué trop tard, sera arrivé à sa seconde période, que l'emploi du *polygala seneka* sera rationel. Je vais rapporter la manière de l'administrer des médecins américains, extraite de l'ouvrage du docteur Valentin. « On fait bouillir doucement, dans un vaisseau clos, une demi-once de racine de *polygala seneka* concassée, dans huit onces d'eau de fontaine, jusqu'à réduction de quatre onces. On donne de cette décoction par cuillerée à café, chaque heure ou chaque demi-heure, selon l'urgence des symptômes. Quelques gouttes, données occasionnellement dans les intervalles, sont utiles pour aider son action. »

Je ne parlerai pas des antispasmodiques dont l'usage, sous quelque point de vue qu'on les considère, ne peut être que de peu d'utilité et presque toujours nuisible au début de la maladie. On a pu voir quelle est mon opinion sur l'efficacité de ces médicamens dans le traitement du croup.

§. 5. *Trachéotomie.*

La difficulté de l'extraction de la membrane croupale après l'opération, a toujours été un des principaux argumens opposés à la possibilité de la réussite, et l'une des causes pour lesquelles ce moyen est considéré comme inefficace contre le croup; mais, si l'on fait attention que souvent l'obstacle à la respiration est borné au larynx (10e, 11e obs.), et s'il est prouvé que cette membrane est susceptible d'acquérir une véritable organisation, il me semble qu'il serait superflu de chercher à l'enlever après l'ouverture de la trachée. Favoriser l'entrée de l'air dans les poumons et entretenir la vie assez de temps pour que ce travail s'exécute, est l'indication à remplir. Le demi-succès obtenu chez le malade qui fait le sujet de la 11e observation, vient à l'appui de cette assertion. Pendant cinq heures, la respiration fut facile, aussitôt que la trachée étant ouverte, l'air insufflé ranima l'action des poumons, trop tard, à la vérité. Qui pourrait affirmer que, si la trachéotomie eût été pratiquée douze heures plus tôt, comme j'en avais fait la proposition, je n'eusse pas réussi à sauver l'enfant ? Que conclure également du défaut de succès heureux obtenus par M. Caron, dans des cas aussi désespérés? rien, sinon que la temporisation a été funeste.

Il a été facile de se convaincre, en réfléchissant sur la marche du croup, que lorsqu'il n'est attaqué qu'à la seconde période, il est presque toujours mortel. Si au lieu d'épuiser tous les moyens tant rationels qu'empiriques que l'on conseille en pareil cas, on avait recours à la trachéotomie, on sauverait quelques victimes. Car que l'on ne vienne pas dire que l'ouverture du canal de l'air soit par lui-même dangereux, assez de faits ont prouvé l'innocuité de ce moyen.

Le lendemain de la bataille de Dresde, j'étais dans l'une des salles de l'arsenal à faire des opérations, lorsqu'un soldat de la jeune garde, à qui une balle avait traversé le cou derrière l'angle de la mâchoire inférieure sans léser les carotides et un peu au-dessus de l'épiglotte, fut en danger de suffoquer, parce que la chute de l'escarre du trajet de la balle avait laissé béantes quelques artérioles qui donnèrent de suite. Je ne vis d'autre moyen, la ligature devenant impossible, que de tamponner la plaie au moyen d'un gros bourdonnet qui la traversait, après avoir préalablement pratiqué la trachéotomie. Ce bourdonnet fut laissé jusqu'à ce que l'hémorragie ne fut plus à craindre; il rendait le mouvement de l'épiglotte impossible, et mon malade continua de respirer au moyen d'une canule laissée dans l'ouverture de la trachée. Une grosse sonde de gomme élastique, placée dans l'œsophage, servait à porter des bouillons dans l'estomac. Ce jeune homme allait très-bien quand je le confiai à un de mes camarades chargé de ce service.

Je trouve, dans le premier cahier du Journal

complémentaire du Dictionnaire des sciences médicales, une observation de trachéotomie pratiquée avec succès par Georges Whitley. (1) M. Boyer rapporte l'exemple d'un succès semblable qu'il obtint le 25 janvier 1820. Cette opération a été également pratiquée avec succès sur le cheval, dans des cas d'angine laryngo-pharyngienne très-intense ; je vais rapporter une observation qui m'a été communiquée par M. Lautour, vétérinaire de cette ville (L'Aigle).

« Le 12 janvier 1827, à neuf heures du matin, chez M. C., marchand de chevaux à Saint-Santin, on me présente une jument âgée de quatre ans, taille de quatre pieds dix pouces à peu près. Cette bête, achetée deux jours auparavant, n'était pas sortie de l'écurie depuis long-temps. Pour la conduire chez son nouveau propriétaire, on avait été obligé de la laisser exposée à une grande pluie, de lui faire traverser beaucoup de ruisseaux et parcourir des chemins remplis d'eau.

« Le 11 au soir, on s'était aperçu que l'animal respirait difficilement et ne mangeait

(1) Extrait du London medical and physical Journal. February 1818.

pas. Les accidens avaient considérablement augmenté lorsque j'arrivai; voici ce que j'observai : respiration bruyante, au point qu'on l'entendait distinctement à une grande distance (50 à 60 pas); les narines extrêmement ouvertes, les flancs très-agités, la prunelle dilatée outre mesure, le pouls presque nul, la tête abaissée jusque près du sol, insensibilité extérieure complète, stupeur.

Traitement.

« Saignée de huit livres à la jugulaire. Les accidens, au lieu de diminuer, faisant craindre une suffocation prochaine, à dix heures je pratiquai la trachéotomie. Immédiatement après son exécution, la respiration devint facile, la bête cessa de porter la tête basse, la prunelle et les ouvertures nazales reprirent leur état normal. (Eau blanche pour toute nourriture, toutes les demi-heures une cuillerée de miel, fumigations émollientes.)

« Le 13, à trois heures après midi, on boucha le tube que j'avais placé dans la plaie, afin de reconnaître si les causes de suffocation subsistaient encore; on remarqua que la respiration était facile; c'est pourquoi on le retira. On remit l'animal au régime ordinaire, sans que depuis il s'en soit trouvé plus mal. »

Les dangers que courent les enfans pendant cette opération, suivant quelques auteurs, sont illusoires; on peut avec des précautions éviter que l'hémorragie devienne mortelle. Les blessures de la glande thyroïde, comme le fait remarquer judicieusement *Michaëlis*, ne sont pas aussi dangereuses qu'on peut le croire.

On a vu par ce qui précède que je suis bien éloigné de considérer, avec M. Caron, la trachéotomie comme le remède unique du croup; mais je répète avec mon ancien maître, le professeur Boyer : « Si des éloges exagérés ne « suffisent pas pour l'autoriser toujours, quel- « ques mauvais succès ne doivent pas le faire « proscrire entièrement ». (1)

---

(1) Traité des maladies chirurgicales et des opérations qui leur conviennent; tom. 7, pag. 103.

RÉSUMÉ.

1° Le mot *croup* doit être consacré pour désigner l'angine dans l'issue funeste de laquelle il se forme, sur la muqueuse du larynx et quelquefois jusqu'aux bronches, une membrane d'une nature particulière.

2° Il est probable que cette maladie a existé de tous temps, mais que la fréquence de son développement a dû être subordonnée à l'éducation physique des enfans soumis aux influences qui le déterminent.

3° Ce n'est qu'au milieu du seizième siècle qu'une description du croup fut donnée par *Baillou*, et plus exactement, deux cents ans plus tard, par *Ghisi* et *Home*.

4° Les pays du nord sont ceux où il est le plus souvent observé.

5° Son invasion est plus fréquente la nuit que le jour. Souvent il apparaît sans prodrômes.

6° La toux croupale ne manque *jamais*,

elle est *pathognomonique ;* la respiration a également un caractère particulier. Ces deux signes suffisent pour reconnaître la maladie : ils sont toujours simultanés.

7° L'intérieur de la gorge n'offre aucun signe apparent; la déglutition est facile.

8° La rapidité de la marche du croup est très-variable.

9° La maladie est essentiellement inflammatoire; sa division en espèces est arbitraire et inutile. Peu d'importance doit être accordée à la division en périodes.

10° La durée du croup est toujours subordonnée à la promptitude des secours.

11° La terminaison est presque toujours la mort, s'il est méconnu. Il est *toujours* curable, s'il est attaqué au début.

12° Il peut passer à l'état chronique; cette terminaïson est pourtant peu fréquente.

13° Le croup est sujet à des récidives; celles-ci sont souvent le résultat du traitement employé.

14° Le croup et l'asthme de Millar sont

deux maladies distinctes, exigeant des traitemens différens.

15° Le croup est une maladie de l'enfance; cependant aucun âge n'en est exempt.

16° Employée au début de la maladie, la saignée locale abondante et portée jusqu'à la pâleur, est le véritable *spécifique* du croup.

17° Quand l'usage des révulsifs, ajouté à ce moyen, devient insuffisant, et qu'arrivé à la seconde période de la maladie, la mort dans le plus grand nombre des cas, serait inévitable, la temporisation est funeste; il faut le plus tôt possible pratiquer la trachéotomie.

18° L'exécution de cette opération est exempte de tout danger.

FIN.

APPENDICE.

Lorsque l'ouvrage du docteur Bricheteau parut, le mien était terminé; mais des circonstances, nées de mes occupations, ne m'ayant pas permis de penser plus tôt à le rendre public, je crois devoir examiner ici sommairement ce que j'ai remarqué de plus saillant dans le Précis analytique.

L'auteur se range au nombre des partisans de l'opinion qui fait du croup et de l'asthme convulsif des enfans une même maladie; il n'apporte point de preuves tirées de sa pratique, il s'étaye de l'autorité de *Rush*, de MM. *Vieusseux*, *Desruelles*, etc. J'ajouterai ici à ce que j'ai dit pour établir une différence entre ces deux affections, que, s'il fallait trouver une maladie analogue à l'asthme de *Millar*, je n'hésiterais pas à le comparer plutôt au *tétanos*. On n'observe à la vérité ni le trismus, ni cette roideur caractéristique avec secousses par intervalles, mais l'acte respiratoire s'exécute de la même manière; c'est à l'aide de l'opium que j'ai obtenu des succès heureux, et, si j'en venais à l'usage des sangsues, ce serait sur la colonne vertébrale que cette application me semblerait indiquée. On sait que c'est aussi cette médication qui réussit le mieux dans le traitement du tétanos.

Le docteur Bricheteau avance que le croup est *assez souvent* précédé de l'angine couenneuse, ou se manifeste à la suite de quelque affection cutanée. Je ne répéterai pas ce que j'ai dit à ce sujet; on a vu que je n'ai observé, dans une longue pratique, qu'une fois l'une de ces complications, et je prouve qu'une phlegmasie cutanée peut aussi bien succéder au croup que le précéder (58e obs.).

C'est avec raison que l'auteur du Précis considère comme scolastiques les divisions du croup en périodes; mais il avance une erreur de fait quand il refuse d'admettre l'intermittence de cette maladie dans quelques cas (voir les 11e et 24e observ.): si elle est rare, elle n'en est pas moins constatée. Lorsqu'il n'y a pas véritable intermittence, qu'on observe seulement de ces rémittences insidieuses dont parle le docteur Bricheteau, *la toux croupale* subsiste, quoique la respiration s'exécute mieux, que l'enfant soit sans fièvre et puisse se livrer à ses jeux. Il est donc bien important de regarder cette toux comme un véritable *signe pathognomonique* du croup. Tant qu'elle dure, l'enfant n'est pas guéri, il n'y a pas même d'intermittence; le médecin ne doit pas s'en laisser imposer par un bien-être qui peut être suivi d'un paroxisme mortel. C'est dans ce moment de relâche, si la saignée locale a été jugée suffisante, que l'emploi des révulsifs s'opposera au retour des accidens (16e, 43e, 55e, 58e observations).

Je pense que l'auteur avance encore un fait inexact, quand il dit que l'asphyxie qui amène la mort est autant déterminée par le spasme des muscles du larynx que par la présence de *la fausse membrane quand elle existe.* Dans les observations que je rapporte et dans celle si bien faite du docteur *Delpech*, était-il besoin d'avoir recours au spasme pour expliquer la terminaison funeste? Et si tous les auteurs ne s'étaient pas répétés sans trop d'examen, ferait-on jouer à celui-ci un rôle aussi important (10e et 21e obs.)? Tout en convenant aussi que le son croupal peut dépendre de la seule inflammation, il ne nie pas cependant que ce phénomène pathologique puisse être produit par le spasme des muscles du larynx. Pourquoi admettre tant de causes d'un symptôme quand la phlegmasie l'explique d'une manière bien plus naturelle et plus satisfaisante? Au reste, le docteur Bricheteau consacre un principe faux quand il ajoute *que l'on ne doit point mettre la raucité de la toux* au nombre des signes essentiels du croup (page 323). Nul signe, comme je l'ai prouvé, n'est plus important, et il ne manque jamais.

L'assertion que l'auteur du Précis met en avant, relativement à la chronicité du croup, n'est-elle pas hasardée? Il dit « qu'il paraît « impossible qu'une maladie aussi aiguë et « qui est, le plus souvent, caractérisée par « le développement rapide d'une fausse mem- « brane, ait une marche chronique ». Mais ne voit-on pas des pleurésies, des pneumonies très-aiguës rester latentes ou chroniques, de fausses membranes s'organiser, des portions de tissu pulmonaire s'hépatiser? Je cite quelques observations de personnes ayant conservé la toux croupale ou la voyant reparaître pour la moindre cause, et pouvant, suivant moi, être considérées comme affectées de croups chroniques. Est-il déraisonnable de présumer que d'autres nécropsies viendront confirmer l'opinion de ceux qui admettent l'organisation de la membrane croupale dans quelques cas de guérison où la voix serait restée enrouée et la toux croupale (5e, 16e et 60e obs.); et d'ailleurs l'expérience n'apprend-elle pas que cette maladie n'a pas toujours le même degré d'acuité?

M. Bricheteau, après avoir blâmé avec raison les divisions du croup selon les traces anatomiques ou la rapidité de sa marche, puisque la maladie étant inflammatoire, le traitement antiphlogistique convient seul, revient sur le spasme comme cause de la dyspnée. J'ai déjà répondu à cet argument: mais, s'il fallait produire d'autres causes de la difficulté de respirer, ne serait-il pas plus raisonnable de les chercher dans l'inflammation de ces mêmes muscles du larynx, des membranes fibreuses qui unissent le cartilage thyroïde et les aryténoïdes au cricoïde, et les rendent mobiles, de leurs capsules fibreuses, de leurs membranes synoviales, d'où résulteraient la douleur et les efforts instinctifs que fait l'enfant pour agrandir la glotte? La cessation instantanée de cette anxiété par la saignée locale, ne vient-elle pas à l'appui de cette assertion? Il est en effet plus naturel de penser que l'inflammation envahit toutes ces parties, dans les cas graves dont nous parlons, que d'admettre le spasme qu'aucun moyen d'investigation ne peut constater : ici se trouverait le point de contact entre le croup et l'angine presque toujours mortelle si bien dessinée par *Boerhaave*.

En parlant de l'analogie existante entre l'angine couenneuse et le croup, l'auteur du Précis admet, avec M. Brétonneau, la possibilité de celui-ci comme extension de la phlegmasie *diphtéritique*, et tout le monde conviendra de cette disposition. Le docteur *Mouronval* en rapporte un exemple dans le 94e cahier du Journal complémentaire, et je cite aussi des observations desquelles il résulte que l'inflammation de la membrane muqueuse buccale, due au travail de la dentition, en s'étendant aux voies aériennes, est devenue cause déterminante du développement du croup : mais cette complication se serait-elle présentée aussi fréquemment dans la pratique du médecin de Tours, s'il eût adopté une médication plus rationelle ?

A l'article *traitement*, rappelant avec raison que le croup, étant une phlegmasie, *la médication antiphlogistique lui convient d'une manière spéciale*, on est surpris de voir M. Bricheteau considérer, avec *les contre-*

stimulistes, l'émétique et autres préparations antimoniales, les purgatifs drastiques administrés à haute dose, *le calomel, le polygala de Virginie,* comme doués d'une vertu antiphlogistique (1). Il convient cependant que la saignée locale, au moyen des sangsues, mérite la préférence ; mais il place à regret les émétiques parmi les dérivatifs et plutôt, dit-il, « pour se conformer à l'usage, que « par suite d'une conviction profonde qui « tendrait à les faire rejeter du nombre des « antiphlogistiques ». Comment se fait-il que cet antiphlogistique, administré lors de l'invasion d'une gastro-entérite aiguë, rende la maladie plus grave, détermine des symptômes cérébraux et donne naissance à tous les signes de la prétendue fièvre putride ou maligne ?

Le docteur *Bricheteau* repousse la trachéotomie ; il apporte pour motif que cette opération, dans un danger imminent causé par le croup, lui paraît très-propre à déconsidérer la chirurgie. Il cite pourtant un exemple de succès heureux extrait de l'ouvrage de *M. Brétonneau*. Il me semble que la trachéo-

---

(1) Voir la note, page 377 du Précis analytique.

tomie n'étant employée que dans les cas désespérés et lorsque tous les moyens fournis par la thérapeutique sont épuisés, la chirurgie ne peut encourir aucune déconsidération en ne réussissant pas dans un cas aussi grave. N'a-t-on pas d'ailleurs le soin d'avertir les parens ou les assistans que cette tentative est une dernière ressource, qu'on a peu d'exemples de réussite, mais que ce petit nombre autorise à tenter ce moyen extrême?

Au reste, le docteur Bricheteau n'a pas promis autre chose, par le titre de son livre, qu'une analyse bien faite et fidèle des différens traités du croup, et il a tenu parole.

FIN DE L'APPENDICE.

TABLE DES MATIÈRES.

Fin de la Table des matières.

www.ingramcontent.com/pod-product-compliance
Ingram Content Group UK Ltd.
Pitfield, Milton Keynes, MK11 3LW, UK
UKHW020210250726
13967UKWH00003B/1375